Fred Podmelle

Fett- Faszienlappen des A.epigastrica inferior (DIEA)- Systems

Fred Podmelle

Fett- Faszienlappen des A.epigastrica inferior (DIEA)- Systems

Der Perforator - Fett - Faszienlappen der A. epigastrica inferior zur Rekonstruktion einer queren Gesichtsspalte

Südwestdeutscher Verlag für Hochschulschriften

Impressum/Imprint (nur für Deutschland/only for Germany)
Bibliografische Information der Deutschen Nationalbibliothek: Die Deutsche Nationalbibliothek verzeichnet diese Publikation in der Deutschen Nationalbibliografie; detaillierte bibliografische Daten sind im Internet über http://dnb.d-nb.de abrufbar.
Alle in diesem Buch genannten Marken und Produktnamen unterliegen warenzeichen-, marken- oder patentrechtlichem Schutz bzw. sind Warenzeichen oder eingetragene Warenzeichen der jeweiligen Inhaber. Die Wiedergabe von Marken, Produktnamen, Gebrauchsnamen, Handelsnamen, Warenbezeichnungen u.s.w. in diesem Werk berechtigt auch ohne besondere Kennzeichnung nicht zu der Annahme, dass solche Namen im Sinne der Warenzeichen- und Markenschutzgesetzgebung als frei zu betrachten wären und daher von jedermann benutzt werden dürften.

Verlag: Südwestdeutscher Verlag für Hochschulschriften GmbH & Co. KG
Dudweiler Landstr. 99, 66123 Saarbrücken, Deutschland
Telefon +49 681 37 20 271-1, Telefax +49 681 37 20 271-0
Email: info@svh-verlag.de

Zugl.: Greifswald, EMAU, Diss., 2011

Herstellung in Deutschland:
Schaltungsdienst Lange o.H.G., Berlin
Books on Demand GmbH, Norderstedt
Reha GmbH, Saarbrücken
Amazon Distribution GmbH, Leipzig
ISBN: 978-3-8381-1473-6

Imprint (only for USA, GB)
Bibliographic information published by the Deutsche Nationalbibliothek: The Deutsche Nationalbibliothek lists this publication in the Deutsche Nationalbibliografie; detailed bibliographic data are available in the Internet at http://dnb.d-nb.de.
Any brand names and product names mentioned in this book are subject to trademark, brand or patent protection and are trademarks or registered trademarks of their respective holders. The use of brand names, product names, common names, trade names, product descriptions etc. even without a particular marking in this works is in no way to be construed to mean that such names may be regarded as unrestricted in respect of trademark and brand protection legislation and could thus be used by anyone.

Publisher: Südwestdeutscher Verlag für Hochschulschriften GmbH & Co. KG
Dudweiler Landstr. 99, 66123 Saarbrücken, Germany
Phone +49 681 37 20 271-1, Fax +49 681 37 20 271-0
Email: info@svh-verlag.de

Printed in the U.S.A.
Printed in the U.K. by (see last page)
ISBN: 978-3-8381-1473-6

Copyright © 2011 by the author and Südwestdeutscher Verlag für Hochschulschriften GmbH & Co. KG and licensors
All rights reserved. Saarbrücken 2011

Inhaltsverzeichnis

1. Einführung 3
   - 1.1 Fettlappen 3
   - 1.2 Klinische Herausforderung in der Mund-Kiefer-Gesichtschirurgie 4
2. Hypothesen und Fragestellungen 5
   - 2.1 Hypothesen 5
   - 2.2 Anatomische Fragestellung 5
   - 2.3 Durch klinische Messungen zu beantwortende Frage 6
   - 2.4 Fragen bei möglicher klinischer Anwendung 6
3. Material und Methodik 7
   - 3.1 Anatomische Studie 7
   - 3.2 Klinische Messungen der Perfusionsleistung 9
     - 3.2.1 Patientenauswahl und -vorbereitung 9
     - 3.2.2 Messaufbau 10
     - 3.2.3 Operative Phase 13
     - 3.2.4 Postoperative Phase 14
   - 3.3 Klinische Anwendung 15
     - 3.3.1 Zur Patientin 16
       - 3.3.1.1 Anamnese 16
       - 3.3.1.2 Status praesens 19
       - 3.3.1.3 Präoperative Überlegungen und Vorbereitung der Empfängerregion 21
       - 3.3.1.4 Operatives Vorgehen 23
4. Ergebnisse 29
   - 4.1 Ergebnisse der anatomischen Studien 29
   - 4.2 Ergebnisse der klinischen Messungen 30
     - 4.2.1 Auswertung und Messergebnisse 30
     - 4.2.2 Interpretation der Messergebnisse 36
   - 4.3 Ergebnisse der klinischen Anwendung 36
   - 4.4. Gestaltung des Perforator-Fett-Faszienlappens 40
5. Diskussion 41
   - 5.1. Die Eigenart des PFF-Lappens 41
   - 5.3 Physiologische Grundlagen 46
   - 5.4 Klinische Anwendung 49
6. Zusammenfassung 52
7. Abkürzungsverzeichnis 53
8. Konservierungsprotokoll 54

Literaturübersicht 55

1. Einführung

1.1 Fettlappen

In der Plastischen Gesichtschirurgie sind zur Korrektur von Volumendefekten gelegentlich Fettgewebemengen erforderlich, die die Möglichkeiten der freien autologen Fettgewebstransplantation mittels Mikrokanülen nach Coleman übersteigen (LAM ET AL. Fat harvesting techniques for facial fat transfer. Facial Plast Surg (2010) vol. 26 (5) pp. 356-61). Hierfür sind in der aktuellen Literatur Fett-Faszien-Lappen beschrieben, die an der Oberschenkel- und Oberarminnenseite [42] gewonnen werden. Die chinesische Arbeitsgruppe um TENG [38] beschreibt die erfolgreiche klinische Anwendung des antero-lateralen Fett-Faszienlappens vom Oberschenkel zur Korrektur der halbseitigen Gesichtsatrophie. Dabei spielt der Hebedefekt in der Oberschenkelregion aufgrund der unterschiedlichen Badebekleidung und Bikinikultur im asiatischen Raum eine untergeordnete Rolle. Es wäre wünschenswert, einen Fett- bzw. Fett-Faszienlappen zu entwickeln, dessen Gewinnung keinen Hebedefekt außerhalb der Bikinizone hinterlässt und dessen Narben sich mit der Bikinimode verstecken lassen.

Die an Perforatoren gestielten Haut-Fettlappen spielen als sogenannte „Lappen der dritten Generation" eine zunehmend größere Rolle in der Rekonstruktiven Chirurgie, insbesondere in der Brustchirurgie. Ihre entscheidenden Vorteile gegenüber anderen Hebungen sind die geringeren Defekte, die sie nach Entnahmen hinterlassen und sie mit Bauchdeckenreduktionsplastiken zu kombinieren. Nachteilig sind die hohe Gefäßvariabilität und die oft sehr geringen Gefäßkaliber, die den Lappenanschluss erschweren. Untersucht sind die anatomische Grundlage und der klinische Vorteil von den Hautfettlappen der vorderen Bauchwand zur mikrochirurgischen Brustrekonstruktion [1, 2, 3, 6, 11, 13, 27, 37, 40, 41]. Diese sind an Perforatorgefäßen der tiefen A. epigastica inferior angeordnet und werden in der englischen Fachliteratur DIEA (Deep inferior epigastric artery) flaps genannt.

1.2 Klinische Herausforderung in der Mund-Kiefer-Gesichtschirurgie

Geweberekonstruktionen im Gesichtsbereich stellen für jeden Gesichtschirurgen eine besondere Herausforderung dar. Je nach Art des Gewebedefizits und des Allgemeinzustandes des Patienten kommen unterschiedliche Lappen- und Gewebetransplantationstechniken zur Anwendung. Bei Hautdefekten werden vorzugsweise Nah- und gestielte kutane oder myokutane Fernlappenrekonstruktionen eingesetzt. Unter anderen Voraussetzungen, wie zum Beispiel großflächigen Haut- oder Schleimhautverlusten, können mikrochirurgisch anastomosierte faszio-kutane Lappen, wie zum Beispiel der Radialislappen Mittel der ersten Wahl sein. Fehlen knöcherne Anteile des Gesichtsschädels werden in der Regel freie Knochenaugmentate oder ab einer kritischen Defektgröße mikrochirurgisch anastomosierte Knochen-Muskel Transplantate eingesetzt, die bei Bedarf und Erhalt der Perforatorgefäße auch als myo-osseo-kutane Lappen präpariert werden können. Der Ersatz von reinem Fettgewebe im Kopf-Halsbereich ist zwar selten, aber durchaus in der Fehlbildungs- oder rekonstruktiven Gesichtschirugie gefordert, wie die Arbeitsgruppe um Wolff [43] zeigte. Sie setzte erfolgreich perforatorgestielte Fett-Faszienlappen vom anterolateralen Oberschenkel zur Gesichtsaugmentation ein.

Ziel dieser Arbeit ist es, einen reinen Fett- bzw. Fettfascienlappen aus der vorderen Bauchwand zu entwickeln und klinisch anzuwenden, der ohne oder mit kaum sichtbaren ästhetischen Einbußen möglichst minimal invasiv zu heben ist.

2. Hypothesen und Fragestellungen

2.1 Hypothesen

a. Der von uns gewünschte freie Lappen enthält weder Haut- noch Muskelanteile. Er soll als Volumenrestitution und Verschiebeschicht von möglichst weicher Konsistenz sein und eine sicheres Gefäßnetz aufweisen. Wir benötigen reines Fettgewebe mit hoher Volumenstabilität nach Transplantation. Die Entnahme soll narbenarm durchführbar sein und wenig sichtbare Hebedefekte hinterlassen.

b. Aus der Literatur sind verschiedene Perforatorsysteme und Entnahmeorte für myokutane oder kutane Lappen bekannt. Das Gefäßnetz der tiefen Arteria epigastrica inferior stellt einen geeigneten Entnahmeort für volumenreiche reine Fettlappen dar. Eine Lappenhebung ist endoskopisch assistiert möglich und hinterlässt kaum Narben und Hebedefekte.

c. Der Perforatorfettlappen (PFF) der vorderen Bauchwand der aus dem Netz der Arteria epigastrica inferior versorgt wird, ist gut geeignet für Transplantationen in den Kopf- und Gesichtsbereich und stellt eine Alternative zu den bisher beschriebenen Fett-Faszienlappen dar, wenn eine dauerhafte Weichgewebsaugmentation und ein geringer Hebedefekt gefordert sind. Der PFF (DIEAPA)-Lappen kann den Augmentationenerfordernissen entsprechend in Form und Größe modifiziert werden und durch den Erhalt von zwei oder mehreren Perforatoren auch gedoppelt oder getrennt werden.

2.2 Anatomische Fragestellung

Das subkutane Fettgewebe der vorderen Bauchwand (Panniculus adiposus) ist maßgebend für die Form und Ausprägung des Rumpfes und somit ausschlaggebend für den Gesamteindruck des menschlichen Körpers. Es wurde nur sehr wenig über die Anatomie des subkutanen Fettgewebes publiziert, obwohl das Gesamtkörperfett beim

Mann einen Anteil von durchschnittlich 25 % und bei der Frau von 38 % vom Körpergewicht aufweist [12]. Das subkutane Fettgewebe wiederum hat einen Anteil von etwa 50 % - 67 % des gesamten Körperfettgewebes [23]. Diese Angaben beziehen sich auf normalgewichtige Menschen. Es gibt nur wenige Regionen wie Augenlider, Ohrmuschelbereiche, Finger- und Zehenbereiche, Skrotal- und Penisregion, die kein subkutanes Fettgewebe aufweisen.

Welche anatomischen Voraussetzungen zur Fettlappengewinnung bietet die vordere Bauchwand?

2.3 Durch klinische Messungen zu beantwortende Frage

Welchen Einfluss haben die Perforatorgefäße der A. epigastrica inferior auf die Durchblutung und Sauerstoffversorgung der tiefen Fettfaszienanteile?

2.4 Fragen bei möglicher klinischer Anwendung

Ist es möglich einen perforatorgestielten Fettfaszienlappen aus der vorderen Bauchwand zu präparieren und dabei kaum einen Hebedefekt in der Spenderregion zu verursachen?

Kann dieser Fettlappen zur Volumenkorrektur und Fettgeweberekonstruktion im Gesichtsbereich angewendet werden? Sind Fett- bzw. Fettfaszienlappen in der viel bewegten Gesichtsregion volumenstabil?

3. Material und Methodik

In einer anatomischen Studie soll zunächst geprüft werden, ob die vordere Bauchwand als Spenderregion für mikrovaskulär gestielte Fettlappen in Frage kommt. Hier spielen Gesichtspunkte wie die Lagerung des Patienten während der Operation, die Fettverteilung und ein einfacher Entnahmedefektverschluss eine Rolle bei der Auswahl des Spenderareals. Außerdem wird die Möglichkeit des Einsatzes minimal invasiver endoskopischer Operationstechnik überprüft.

In einer klinischen Studie werden Messungen durchgeführt, die die Perfusionsleistung der Perforatorgefäße für das Fettgewebe zeigen sollen.

Die erstmalige Transplantation dieses Fettlappens bei der plastischen Rekonstruktion einer queren Gesichtsspalte untersetzt die gefundenen Ergebnisse der anatomischen und klinischen Studien mit klinischer Relevanz.

3.1 Anatomische Studie

Die oberflächliche Durchblutung der vorderen Bauchwand erfolgt kranial aus der A. thoracica interna (A. musculophrenica), im unteren Teil aus der A. epigastrica superficialis bzw. der A. circumflexa ilium superficialis (beide aus der A. femoralis). Die tiefe Blutversorgung kommt kranial von der A. epigastrica superior (← A. thoracica interna), lateral aus Interkostalgefäßen und kaudal aus der A. epigastrica inferior bzw. A. circumflexa ilium profunda (beide aus A. iliaca externa). Der venöse Abfluss findet über gleichnamige Venen statt.

An 5 formalinfixierten Leichen, davon 2 männlichen und 3 weiblichen (s. Konservierungsprotokoll), wurden pro Seite jeweils ein Fett-Faszienlappen gestielt an einem mindestens 2 mm starkem Perforatorgefäß der A. epigastrica inferior präpariert und gehoben. Ein DIEA *(deep inferior epigastric atery)*-Lappen wurde endoskopisch gewonnen.

Nach einem queren Unterbauch-Hautschnitt auf einer bogenförmigen Verbindunglinie beider Spinae iliacae erfolgte die Mobilisierung der oberflächlichen Schicht, d. h. der

Haut mit dem darunterliegenden Fettmantel, Panniculus adiposus. Auf der Faszie des Musculus obliquus externus abdominis konnten in den meisten Fällen unter schonender Präparation zwei Perforatorenreihen identifiziert werden. Je nach Dicke der Haut-Fettschicht wurde von retrograd ein ca. 8 x 5cm großer Fettpannus (s. Abb. 3.1.2) bis an die subkutane Fettschicht präpariert und abgesetzt (s. Abb. 3.1.3).

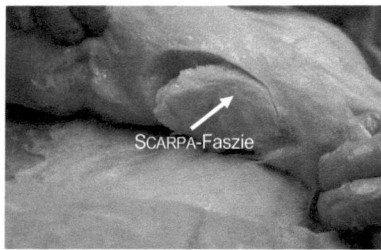
Abb. 3.1.2 Präparation des Fettpannus

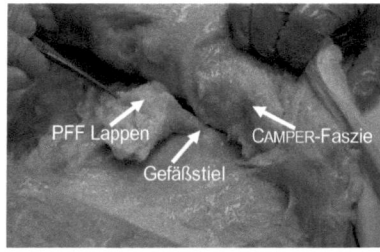
Abb. 3.1.3 An der CAMPER-Faszie abgesetzter Lappen

Dann erfolgte die zentripetale Präparation des Gefäßbündels in der vorderen Bauchwandmuskulatur in Richtung der A. epigastrica inferior (Abb. 3.1.4, 3.1.5).

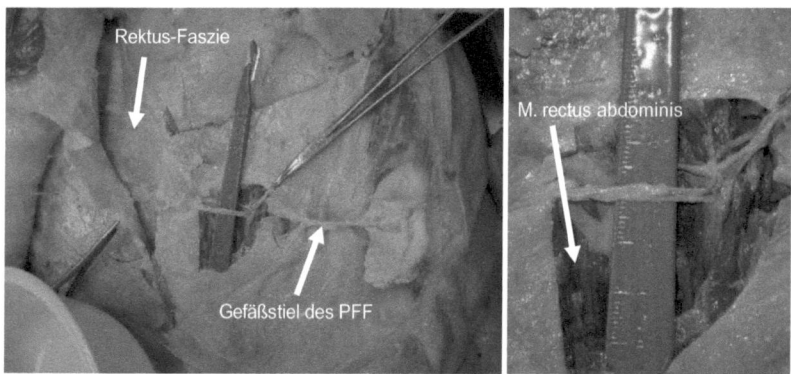
Abb. 3.1.4 Zentripetale Präparation des Gefäßbündels

Abb. 3.1.5 Makroaufnahme der Perforatorgefäße

Nach dem Erreichen eines für mikrochirurgische Anastomosen geeigneten Gefäßkalibers wurden die Lappen abgesetzt.

3.2 Klinische Messungen der Perfusionsleistung

3.2.1 Patientenauswahl und -vorbereitung

Von 90 Männern und Frauen mit Bauchdeckenreduktionsplastiken in unserer Klinik wurden 20 Patienten ausgesucht. Die Auswahl setzte das Einverständnis der Patienten voraus, eine kontinuierliche Messung mit ein oder zwei Sonden peri- und postoperativ an sich durchführen zu lassen. Die Sonden wurden in Höhe des Xyphoids nach kranial unter der üblichen Kompressionswäsche ausgeleitet und an eine Messeinheit angeschlossen. Beim Verlassen des Bettes nach den Operationen konnten die Patienten sich selbstständig von der Messeinheit trennen und wieder anschließen.

Präoperativ erfolgten eine Fotodokumentation und eine Ultraschalluntersuchung der anterioren Bauchwand zur Bestimmung der Fettschichtdicken und der Ausmaße der Rektusdiastasen mit einem 7,5 MHz Linearschallkopf. Am stehenden Patienten wurden mit chirurgischen Markern die Mittellinien, Resektionsausmaße und Liposuktionsbereiche festgelegt.

3.2.2 Messaufbau

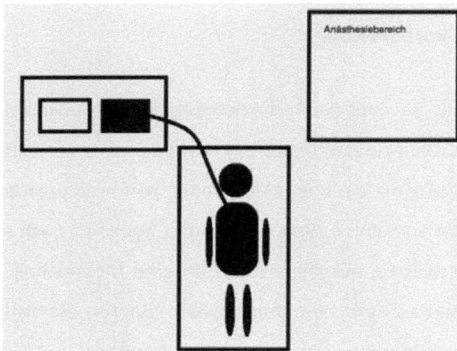

Abb. 3.2.2 Messplatz im OP

Unmittelbar vor der Operation, die in Allgemeinnarkose bei oraler Intubation durchgeführt wurde, platzierten wir ein bzw. zwei Sonden zur Sauerstoff- und Temperaturmessung. Die Messungen erfolgten bei den ersten fünf Operationen mit zwei unterschiedlichen Sonden. Bei allen anderen Messungen nutzten wir Sauerstoffsonden mit integrierter Temperaturmessung. Zum Platzieren der Sonden verwendeten wir großkalibrige Hohlnadeln, die vom Bauchnabel aus in Richtung Xyphoid in der tiefen subkutanen Fettschicht vorgeschoben wurden (s. Abb. 3.2.2.1 und Abb. 3.2.2.2).

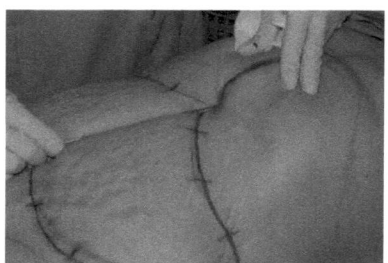 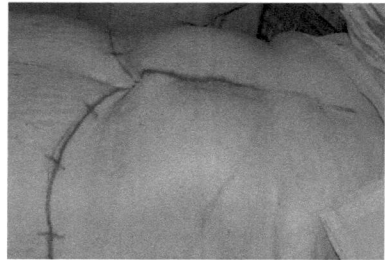

Abb. 3.2.2.1 Einführung der Hohlnadel   Abb. 3.2.2.2 Eingeführte Hohlnadel

Die Sonden werden von retrograd in die Nadel eingefädelt und die Sondenspitzen beim Zurückziehen der Nadel an die gewünschte Stelle ca. 2 cm supraumbilikal dirigiert (s. Abb. 3.2.2.3 und Abb. 3.2.2.4.).

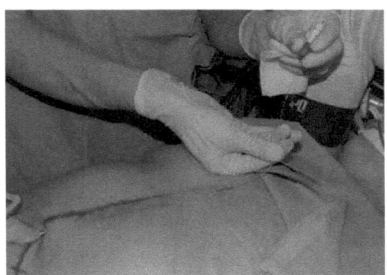
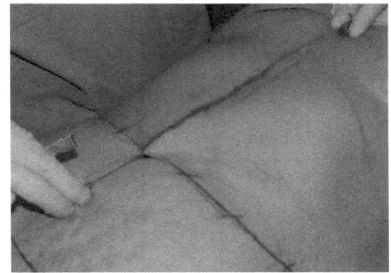

Abb. 3.2.2.3 Einfädeln der Licox-Sonde   Abb. 3.2.2.4 Zurückziehen der Hohlnadel und Platzieren der Sonde

Nach der Fixierung der Sonden an der Haut mit geflochtenem, nicht resorbierbarem Nahtmaterial folgten kontinuierliche Messungen vom interzellulären Sauerstoff und der Temperatur.

Als Sonden kamen zur Anwendung ein LICOX-Katheter (Firma Integra LifeSciences Holdings Corporation, Plainsboro, New Jersey/USA) zur Messung des Sauerstoffpartialdruckes (ptiO2) im Fettgewebe. Für die ersten 5 Messungen führten wir Licox-REF-CC1 Sonden in das Fettgewebe ein, die nur den ptiO2 messen konnten. Zusätzlich benötigten wir Temperatursonden. Später kamen die Sonden Licox-REF-IT2 mit integrierten Temperaturmessungen zum Einsatz. Es handelt sich um hochflexible Mikro-Kathetersonden, die einen Durchmesser von 0,5 mm und eine Messfläche von 7 mm^2 aufwiesen. Die verwendeten Sonden sind folgendermaßen aufgebaut: Eine polarographische Kathode und eine Anode, die im gleichen Kompartiment von einer wasserhaltigen Elektrolytlösung umspült werden. Sie sind durch einen Polyethylenmantel von der umgebenden Flüssigkeit bzw. dem umgebenden Gewebe getrennt. Dabei dient der Kunststoffmantel als Diffusionsbarriere, die nur für O_2 permeabel ist. Bei der Messung wird der Sauerstoff, der in dem Elektrolytmedium gelöst ist, an der negativ polarisierten Goldelektrode (der polarographischen Kathode) unter den Dissoziationsformen des H_2O_2, H^+, HO_2^- und OH^--Ionen gemessen. Durch diese Reduktionsreaktion ändert sich der zwischen der Kathode und Anode fließende

Polarisationsstrom proportional zum ptiO$_2$. Das wird von einem Amperemeter registriert. Aufgrund einer bestehenden Vorkalibrierung können die Mikrokathetersonden sofort eingesetzt werden.

Die Sonden erfassten etwa 90 % des lokalen ptiO$_2$-Wertes in einem Zeitraum von ca. 60 bis 90 Sekunden und bildeten daraus einen Mittelwert. Das relativ verzögerte Ansprechen der Sonde resultiert aus der vergleichsweise dicken Polyethylenmembran, welche die Sauerstoffdiffusion verlangsamt [25].

Die gewonnenen digitalen Daten des LICOX-pO$_2$-Computers wurden alphanumerisch angezeigt, wobei sie auf einem mit dem Gerät verbundenem IBM Notebook PC gespeichert und ausgewertet wurden. Die ptiO$_2$-Werte wurden in mm Hg angegeben und anhand eines Graphen gegen die Zeit aufgetragen (s. Abb. 3.2.2.5 und Abb. 3.2.2.6).

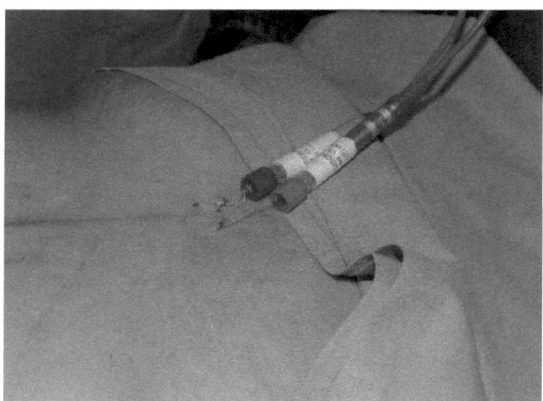

Abb. 3.2.2.5 Sauerstoff- und Temperatursonde wurden unterhalb des Xyphoids fixiert und nach kranial ausgeleitet

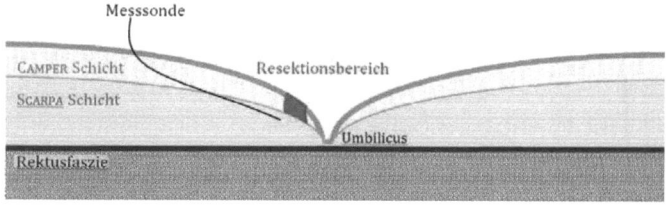

Abb. 3.2.2.5a Lage der Messsonde im oberen Anteil des epifaszialen Fettes

Material und Methodik

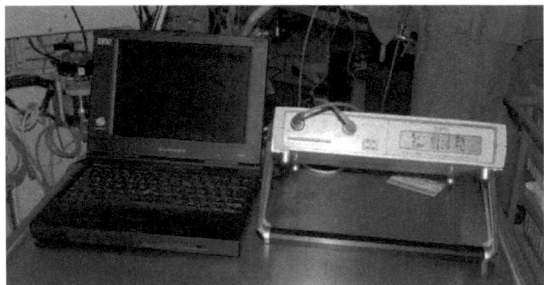

Abb. 3.2.2.6 Anordnung der Messeinheit neben dem Operationstisch bzw. Krankenbett

Vom Legen der Sonde bis maximal fünf Tage postoperativ wurden der interzelluläre Sauerstoff und die Temperatur des Fettgewebes kontinuierlich registriert.

3.2.3 Operative Phase

Nach Desinfektion diente die Infiltration von 4 Litern einer TLA (Tumeszenz-lokalanästhesie)-Lösung mit 10 ml Lidocain 2 % und 0,25 ml Epinephrin 100% pro Liter isotonischer Kochsalzlösung der Vasokonstriktion, Analgesie und dem Aufblähen der Fettgewebsschicht zur Erleichterung der Liposuktion. Die Absaugung von Fettgewebe erfolgte durch 4 mm dicke Absaugkanülen moderat im Bauchbereich und aggressiver in den Flanken- und Mons pubis Regionen. In klassischer Weise wurde, nach Hautschnitt in einer vorher markierten suprapubikalen Sitzfalte, die Bauchdecke auf der Muskelfaszie des M. obliquus externus bzw. M. rectus abdominis entwickelt. Der supraumbilikalen Resektion des Hautfettlappens mit einer sog. möwenflügelartigen Schnitteröffnung der Haut folgte die Mobilisierung des Oberbauchbereiches unter akribischer Blutstillung, um einen spannungsfreien Wundverschluss zu erreichen. Wir verkleinerten bei jeder Operation die vorhandene Rektusdiastase, die sich schon bei der sonographischen Untersuchung darstellte mit dicken resorbierbaren Vicrylfäden und Matratzennähten (s. Abb.3.2.3.1).

Material und Methodik

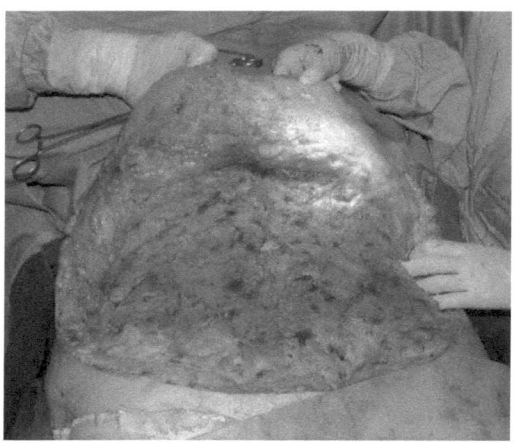

Abb. 3.2.3.1 Operationssitus nach Anbringen von Matratzennähten vom Xyphoid bis zur Linea arcuarta

Nach Festlegung der Position des „neuen" Bauchnabels sind die Patienten in sog. Klappmesserstellung gelagert worden. Die jetzt eingelegten drei 14 (Ch)-Redonsaugdrainagen entfernten wir erst nach Sistieren der Sekretion von Wundflüssigkeit, durchschnittlich 4,5 Tagen post operationem. Beim Wundverschluss legten wir großen Wert auf eine mehrschichtige Adaptation, wobei angestrebt wurde, die oberflächliche fettreiche Schicht (Camper-Faszie) und einer tieferen, membranösen Schicht (Scarpa-Faszie) mit der Gegenseite zu vereinigen. Nach Verschließen der Wunden und Anlegen der Verbände wurden den Patienten zuvor angepasste Kompressionsmieder angezogen. Die Aufzeichnungen der Messergebnisse konnten kontinuierlich weitergeführt werden. Die Sonden wurden im Dekolleté-Bereich nach kranial geführt und blieben mit dem Computer verbunden. In einem Einzelfall erfolgte eine Messung bei einer Bauchdeckenplastik mit nur geringer Hautresektion, die endoskopisch assistiert und unter Schonung der lateralen Perforatorgefäße durchgeführt wurde.

3.2.4 Postoperative Phase

Wenn keine Wundheilungsstörungen auftraten, waren die Patienten im Durchschnitt 6 Tage hospitalisiert. Sie erhielten täglich 2x 3g Unacid® (Ampicillin/Sulbactam) intravenös, 2x 800mg Ibuprofen oral, bei Bedarf zusätzlich Valoron® N gtt (Tilidin, Naloxon)

und Monoembolex® als Thromboseprophylaxe. Alle zwei Tage wurden von Physiotherapeuten Lymphdrainage-Ganzkörperbehandlungen durchgeführt. Bei einzelnen Patienten konnten bis zu fünf Tage postoperativ Daten erhoben werden. Zusätzlich führten die Patienten ein Überwachungsprotokoll, auf dem sie Einträge mit der genauen Uhrzeit fixierten, wie z. B. „Lymphdrainagebehandlungen", „auf der Bettkante sitzen", „Stehen vor dem Bett" oder „gerade vom Spaziergang zurückgekehrt". Den Patienten wurde empfohlen, die Kompressionswäsche 6 Wochen ganztags und weitere 6 Wochen halbtags zu tragen. Nach Entlassung erfolgten in der Regel 6 bis 10 ambulante Lymphdrainage-Termine.

3.3 Klinische Anwendung

Die aus den anatomischen und klinischen Studien gewonnenen Erkenntnisse und Ergebnisse wurden zur Versorgung einer 18jährigen Patientin mit einer queren Gesichtsspalte genutzt.

Nach der Klassifikation der Lippenkiefergaumenspalten (LKGS) von 1967 gehören die queren Gesichtsspalten der Gruppe 4 an, den atypischen seltenen Gesichtsspalten. In dieser Gruppe ist die oro-auriculäre Gesichtsspalte die häufigste unter allen seltenen Gesichtsspalten. Die Inzidenz variiert von 1,43 – 4,85 / 100 000 Geburten. Die Relation zu den LKGS beträgt 1:41 bis 1:108. Die quere Gesichtsspalte bildet sich durch eine Fehldifferenzierung bzw. Wachstumsschwäche des Mandibularbogens und des Oberkieferwulstes aus. Unterschiedliche Ausprägungsgrade kommen hierbei vor. Sie reichen von einfachen Mundwinkelerweiterungen (Makrostomie) bis hin zu ausgeprägten oro-auriculären Spalten. Nicht selten sind dabei Gehörgangs und Ohrmuscheldysplasien zu beobachten [22].

3.3.1 Zur Patientin

3.3.1.1 Anamnese

Die Patientin J. H., geb. am 13.8.1988, wurde in der Zeit von 1988 bis 2010 in der Universitätsklinik Greifswald wegen einer angeborenen queren Gesichtsspalte rechts behandelt. Die Spaltbildung ging mit einer Wachstumsbehinderung im rechten aufsteigenden und horizontalen Unterkieferast, sowie mit einer Kiefergelenks-, Kaumuskulatur- und Gesichtsmuskelhypoplasie einher. Weiterhin bestand eine Ohrmuschel- und Gehörgangsdysplasie rechts (Abb. 3.3.1.1.1).

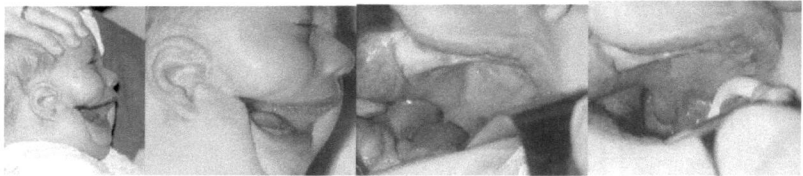

Abb. 3.3.1.1.1 Patientin im Alter von 3 Monaten

Im Alter von 5 Monaten ist 1989 der Primärverschluss der Gesichtsspalte durchgeführt worden (Abb. 3.3.1.1.2 und Abb.3.3.1.1.3). Im 7. Lebensjahr erfolgte 1995 dann die Implantation eines Silikonplatzhalters in den Bereich des rechten Kiefergelenkes zur Anpassung des Weichgewebemantels für spätere Kiefergelenkrekonstruktionen. Dieser musste aufgrund einer Infektion im Folgejahr wieder entfernt werden (Abb.3.3.1.1.4 und Abb.3.3.1.1.5).

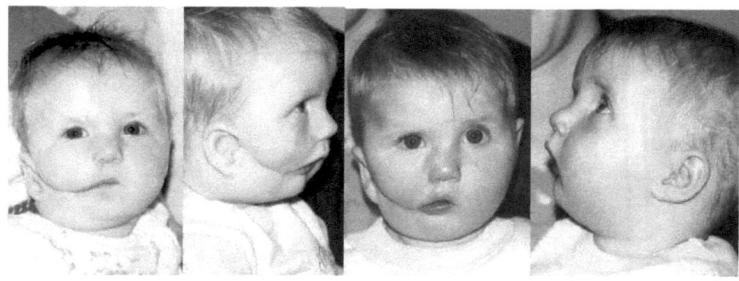

Abb. 3.3.1.1.2 Nach Primärverschluss der Spalte 2 Monate post OP

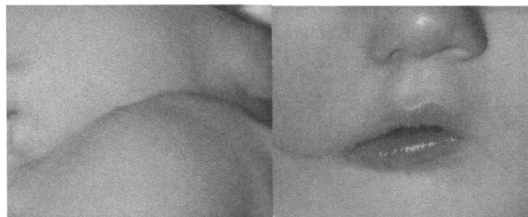

Abb. 3.3.1.1.3 Nahaufnahmen nach Primärverschluss

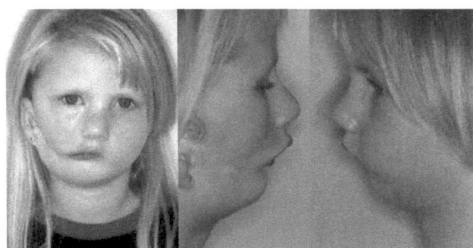

Abb. 3.3.1.1.4 Patientin mit 8 Jahren

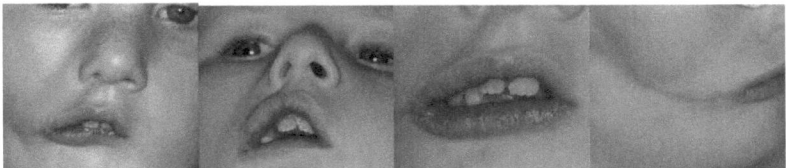

Abb. 3.3.1.1.5 Patientin mit 8 Jahren

Mit zunehmendem Alter und ausreichender Mitarbeit der Patientin war es möglich, Elektromyogramme der Gesichtsmuskulatur durchzuführen (s. Abb. 3.3.1.1.6 und Abb. 3.3.1.1.7) und die beiden Gesichtshälften hinsichtlich ihrer Muskelaktivität zu untersuchen.

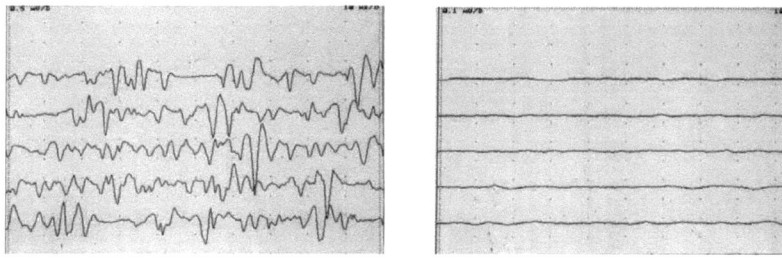

Abb. 3.3.1.1.6 Elektromyogramme: M. depressor anguli oris rechts (Bild li.) u. M. levator anguli oris rechts (Bild re.)

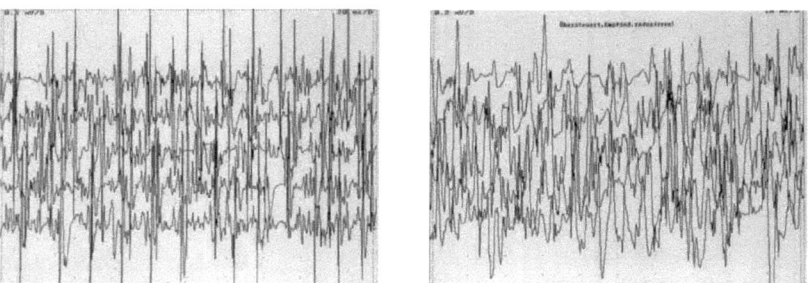

Abb.3.3.1.1.7 Elektromyogramme: M. depressor anguli oris links (Bild li.) und M. levator anguli oris links (Bild re.)

1997-1998 erfolgte zur Behandlung der Wachstumsstörung mit einhergehender Hypoplasie des rechten Unterkiefers und zunehmender Distalbissentwicklung eine Kallusdistraktion im Bereich des horizontalen Unterkieferastes rechts.

Ein Jahr später wurde eine Parazentese und Conchaplastik rechts in der Hals-Nasen-Ohrenklinik der Universität Greifswald durchgeführt. Im Oktober 1999 schloss sich eine Operation zur Augmentation des bestehenden Wangenfettdefizits rechts mittels freiem Dermis-Fett-Transplantat aus dem rechten Unterbauch an. Hier entwickelten sich nach kurzfristigem Augmentationserfolg Ölzysten und eine aseptische lokale Infektion (Abb. 3.3.1.1.9). Inzisionen und eine langwierige Spültherapie folgten.

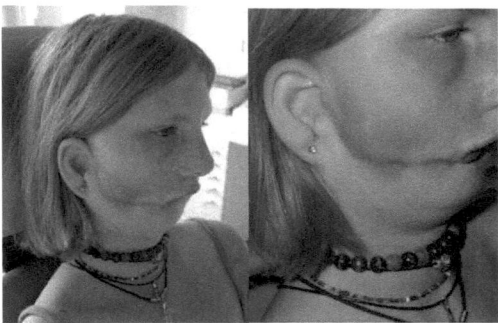

Abb. 3.3.1.1.9   11jährige Patientin mit infiziertem Dermis-Fett-Transplantat

Korrekturoperationen zur Rekonstruktionen des Mundwinkels und der Wange rechts waren ebenso Bestandteil der folgenden Therapien, wie eine erneute Distraktionsosteogenese des Unterkiefers 2001 und eine supraforaminale Unterkiefervorverlagerung im Jahre 2005.

Den gesamten Therapieverlauf unterstützte eine interdisziplinäre kieferorthopädische Begleitbehandlung.

Im Alter von 19 Jahren erschien die Patientin erneut mit der Bitte um Korrektur des Weichgewebedefizits in der rechten Gesichtshälfte.

3.3.1.2 Status praesens

Wir sahen eine altersentsprechend entwickelte Patientin in gutem Allgemeinzustand, die außer der beschriebenen Fehlbildung keine weiteren Erkrankungen aufwies. Auffällig war eine große, vom rechten Mundwinkel bis hin zum rechten Tragus verlaufende quere Narbe der Wange. Eine ausgeprägte, rechtsseitige Wangenatrophie und eine moderate Hypoplasie der rechten Ohrmuschel prägten das asymmetrische Gesichtsbild der Patientin (Abb. 3.3.1.2.1). Es bestand eine Schwäche des peripheren Nervus facialis (s. Myogramme Abb. 3.3.1.1.7) rechts mit inkomplettem Lidschluss. Im Unterbauchbereich nahe der rechten Hüfte fand sich eine atrophe ca. 10 cm lange Narbe, die von den zuvor beschriebenen Korrekturoperationen stammt. Ansonsten zeigte die Patientin ein normales weibliches Fettverteilungsmuster.

Material und Methodik

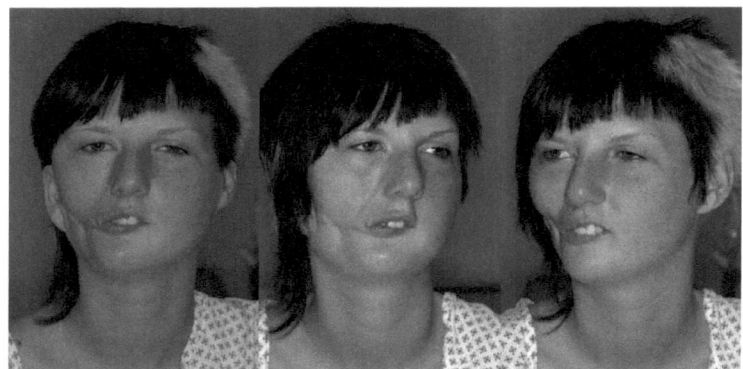

Abb.3.3.1.2.1   19jährige Patientin vor Einbringen des Gewebeexpanders

3.3.1.3 Präoperative Überlegungen und Vorbereitung der Empfängerregion

Durch eine sonographische Untersuchung konnte ein Volumendefizit von mehr als 20 ml mit längsovalärer Form quantifiziert werden. Die Wangendicke betrug hier ca. 7 mm, subkutanes Fett oder ein Bindegewebsraum zwischen Mukosa und Haut der Wange waren nicht vorhanden. Die Patientin wünschte keine weiteren sichtbaren Narben im Gesicht oder am Körper. Es blieb die Möglichkeit der Augmentation durch Mikrotransplantationen in Anlehnung an die Technik nach COLEMAN [8] oder eine Rekonstruktion mit allogenen Materialien. Für die Fetttransplantation durch Fetteinspritzung (Lipofilling) war das Volumendefizit zu groß und würde auch durch viele Behandlungen in der gewünschten Form und Menge nach Jahren nicht erreichbar sein. Die Augmentation mit allogenen Material schätzten wir in Anbetracht des Alters der Patientin, der viel bewegten Gesichtsregion und der relativ dünnen Weichgewebsbedeckung als langfristig ungeeignet ein.

Nach unseren Erfahrungen und Ergebnissen aus den anatomischen und klinischen Studien zu perforatorgestielten Fettfaszienlappen der tiefen A. epigastica inferior (DIEA) und dem Vorhandensein einer Narbe in der Beckenregion entschieden wir uns zur mikrochirurgischen Transplantation eines endoskopisch assistiert gewonnenen Fett-Faszienlappens aus der periumbilikalen Region. Die Augmentation mit allogenem Material sollte temporär zur Schaffung eines „Hohlraumes" im Empfängergebiet dienen und der Patientin eine Vorstellung geben, welches Ergebnis sie im günstigsten Fall zu erwarten hätte. Dazu ließen wir nach Ausmessung einen individuellen Gewebeexpander herstellen. Dieser wurde über eine Faceliftinzision in die Narbenregion zwischen Haut und Mukosa eingebracht (Abb. 3.3.1.3.1). Die Kammer zum Befüllen des Expanders konnte subkutan über dem rechten Mastoid unauffällig platziert werden (Abb. 3.3.1.3.2). Nach dreiwöchiger Einheilphase, befüllten wir den Expander in mehreren Sitzungen mit Kochsalzlösung in üblicher Weise bis zum Erreichen eines für die Patientin akzeptablen ästhetischen Ergebnisses. Es folgte eine ca. 6 wöchige Konsolidierungsphase (Abb. 3.3.1.3.3). Mit einem linearen 8 MHz Ultraschallkopf wurde die anteriore Bauchdecke sonographisch untersucht, um ein in der Fettdicke geeignetes Spenderareal zu finden, welches nach Fettlappenentnahme möglichst wenig ästhetische Defizite nach sich ziehen sollte.

Material und Methodik

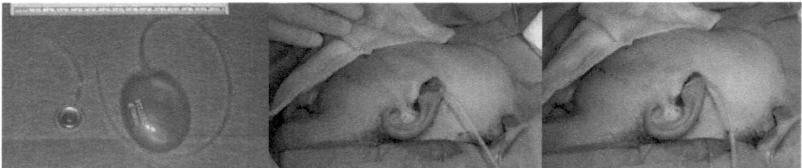

Abb. 3.3.1.3.1 Einbringen des individuellen Gewebeexpanders

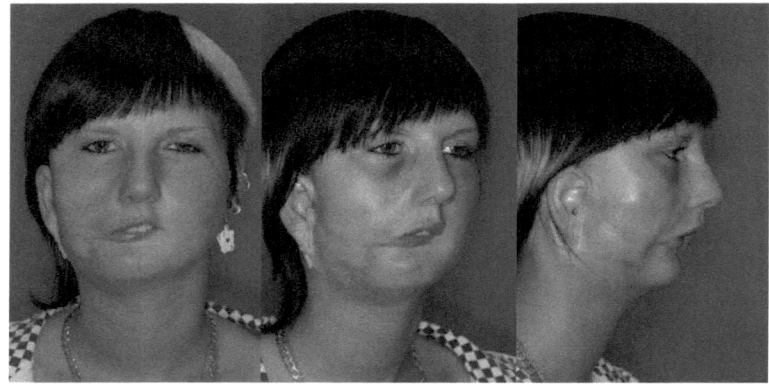

Abb.3.3.1.3.2 Zwei Tage nach Einbringen des individuellen Expanders

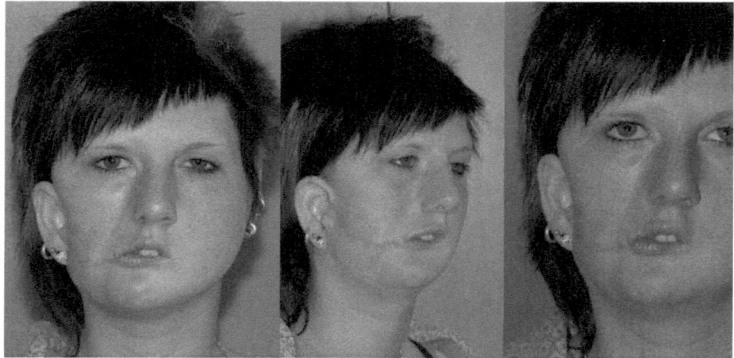

Abb.3.3.1.3.3 Mit eingeheiltem Expander vor mikrochirurgischer Operation

3.3.1.4 Operatives Vorgehen

Die Patientin wurde in Vollnarkose und Rückenlage operiert. Der Zugangsweg zum Entnahmeort war durch die existierende Narbe im Bereich der Spina iliaca anterior rechts bereits gegeben. Nach Umschneiden der Narbe erfolgte die weitere schonende Mobilisierung der Bauchdecke auf der Faszie des M. obliquus externus unter endoskopischer Kontrolle. Dazu führten wir eine 0°-Optik über eine Miniinzision am Umbilicus unter den Hautfettmantel in die Präparationsebene. Es konnten mehrere, die Muskulatur perforierende Gefäße dargestellt und geschont werden. Für mikrochirurgische Adaption geeignete Gefäßkaliber sowie Fettschichtdicken mit geeignetem Volumenangebot waren periumbilikal darstellbar (Abb. 3.3.1.4.1, Abb. 3.3.1.4.2).

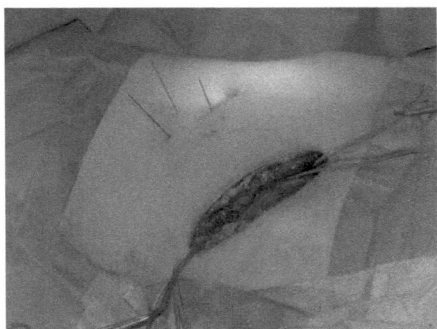

Abb. 3.3.1.4.1 Drei retrograd eingeführte Nadeln kennzeichnen von außen das Entnahmegebiet

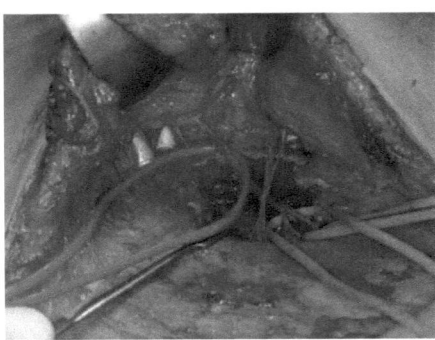

Abb. 3.3.1.4.2 Geeignete Perforatorgefäße nach Durchtrennung der anderen zuvor geschonten Perforatoren

Jetzt folgte die Präparation des Gefäßstiels im M. rectus abdominis bis zu einem Kaliber von ca. 2 mm der Arterie und jeweils ca. 1,5 mm Venendurchmesser, danach die Absetzung des adipofaszialen Lappens aus dem Bereich der vorderen Bauchwand (Abb. 3.3.1.4.3 und Abb. 3.3.1.4.4). Der Gefäßstiel enthielt also zwei Venen.

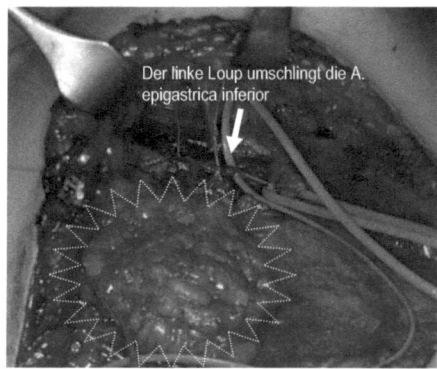
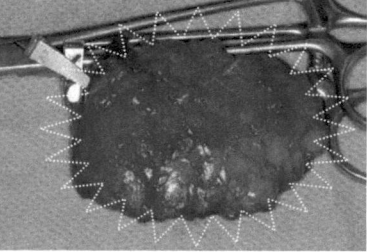

Abb. 3.3.1.4.3 Der PFF-Lappen isoliert   Abb. 3.3.1.4.3a Der gehobene PFF-Lappen

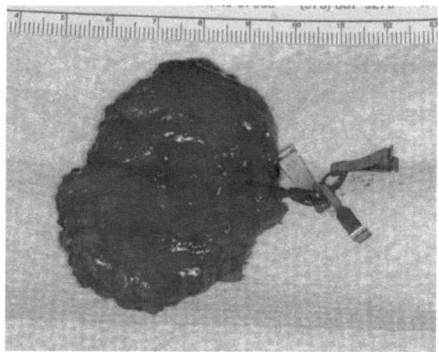

Abb. 3.3.1.4.4 Gefäßstiel mit 2 Venen und 1 Arterie des gehobenen PFF-Lappens

Die vordere Bauchwandmuskulatur wurde schichtengerecht rekonstruiert und mit resorbierbaren Nähten versorgt. Eine Drainage diente dem Abtransport des Wundsekrets. Nach Entnahme des individuellen Expanders über den gleichen Zugang wie bei der Implantation, erfolgte die Darstellung und Präparation der Anschlussgefäße präaurikulär rechts. Den adipofasziale Lappen brachten wir in die präformierte Expanderhöhle ein (Abb. 3.3.1.4.5, Abb. 3.3.1.4.6 und Abb. 3.3.1.4.7).

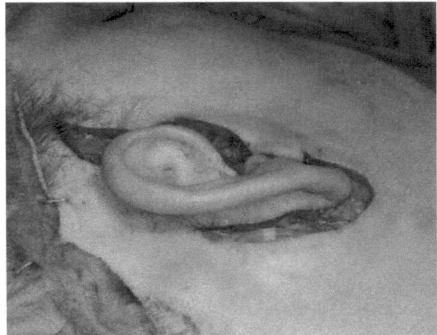

Abb. 3.3.1.4.5 Faceliftinzision

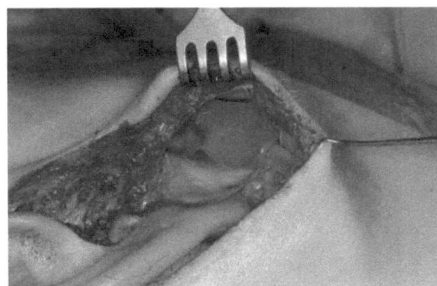

Abb. 3.3.1.4.6 Freilegung des Expanders

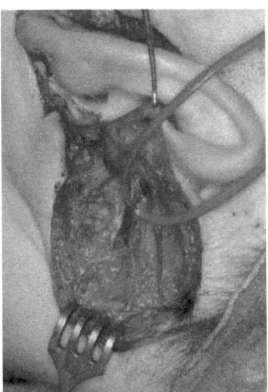

Abb. 3.3.1.4.7 Präaurikuläre Darstellung der Anschlussgefäße

Für die Gefäßanastomosen verwendeten wir die Fadenstärken 9x0 für die Arterien und 10x0 für die Venen, die als „End zu Seit"-Anastomosen vernäht wurden.

Intra- und postoperativ erhielt die Patientin als Schwellungsprophylaxe 8 mg Dexamethason intravenös und 3 g Unacid (Ampicillin/Sulbactam) Infektionsprophylaxe. Einmal täglich injizierten wir niedermolekulares Heparin subkutan während des gesamten stationären Aufenthaltes. Wir konnten die Patientin nach 4 Tagen Behandlung in die Häuslichkeit entlassen und ambulant weiter betreuen.

Alter der Patientin	Art der Operation
5 Monate	Primärverschluss der Spalte
7 Jahre	Implantation eines Silikonplatzhalters in den Bereich des rechten Kiefergelenkes
8 Jahre	Entfernung des Platzhalters Aufgrund einer Infektion
9 bis 10 Jahre	Distraktionsosteogenesen rechter aufsteigender Unterkeiferast
11 Jahre	Parazentese und Conchaplastik
12 Jahre	Augmentation Wangenweichgewebsdefekt mit Dermisfettlappen aus der rechten Hüftregion mit Ölzystenbildung und Infektion
13 Jahre	Erneute Distraktionsosteogenese des rechten aufsteigenden Unterkieferastes

17 Jahre	Supraforaminale Unterkiefervorverlagerung rechter aufsteigender Unterkieferast	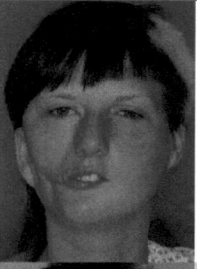
19 Jahre	Einbringen eines individualisierten Gewebeexpanders rechte Gesichtshälfte	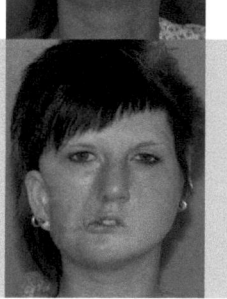
19 Jahre	Mikrochirurgische Transplantation eines PFF-Lappens (engl. DIEAPA Flap)	

4. Ergebnisse

4.1 Ergebnisse der anatomischen Studien

Direkt unter der Haut befindet sich die subkutane bzw. subdermale Fettschicht. Die subkutane Fettschicht (Campersche Schicht) besteht aus kleinen, palisadenartig angeordneten Fettläppchen, die fest zwischen den meist senkrecht zur Haut stehenden, engräumigen, fibrösen Septen eingelagert sind. Die Dicke dieser Schicht war von Leiche zu Leiche sehr unterschiedlich. Unter dieser Schicht fand sich bei den Präparaten eine membranöse Zwischenschicht, die subkutane Pseudofaszie, die die subkutane Fettschicht von der epifaszialen Fettschicht trennt. Die Abgrenzung zur muskulären Bauchwand bildet die Faszia abdominalis superficialis. Die der Fascia abdominalis superficialis aufliegende epifasziale Fettschicht (Scarpa-Faszie) ist nicht palisadenartig, sondern besteht aus größeren, locker gepackten Fettläppchen mit großräumigen, irregulären fibrösen Septen. Sie ist nicht gleichmäßig stark, sondern weist erhebliche regionäre Schwankungen der Schichtdicke auf. Die Bindegewebssepten dieser tiefen Schicht des subkutanen Fettgewebes verdichten sich an der Grenze zur Fascia abdominalis superficialis, so dass eine feine faszieartige Schicht oberhalb der Fascia abdominalis superficialis entsteht.

Bei allen 5 konservierten Leichen fanden wir ca. 5 bis 8 irregulär in einem Radius von 15 cm um den Bauchnabel herum angeordnete, die Fascia abdominalis superficialis perforierende Gefäße, die von der Kaliberstärke ausgehend für eine Anastomosierung mit Empfängergefäßen in Betracht gezogen werden konnten. Die zentripetale Präparation des Gefäßbündels, welches in der Regel eine Arterie und eine oder zwei Venen aufwies, schraubenartig umwunden, stellte sich bei vielen Verzweigungen und den zarten Gefäßen als schwierig dar. Erst in der Muskulatur der äußeren Bauchwand bzw. im Musculus rectus abdominis erreichten wir arterielle Gefäßkalieber von ca. 3 mm. Im Muskelgewebe liegen die Gefäßbündel in keiner nennenswerten Bindegewebseinbettung, welche das Herauspräparieren erleichtern würde.

Die Perforatorgefäße teilten sich in der tiefen Fettfaszie (Scarpa-Faszie) wurzelartig auf und sind am Übergang zur superfiziellen Fettfaszie (Camper-Faszie) makroskopisch nicht mehr nachweisbar. Eine Trennung der oberflächlichen Camper Faszie von der tiefen Scarpa Faszie war am formalinfixierten anatomischen Präparat makroskopisch möglich. Wir fanden keinen anatomischen Anhalt dafür, dass die oberflächlichen Fettanteile der Camper Faszie von den Perforatorgefäßen versorgt werden.

Bei der endoskopisch assistierten Lappenhebung an einer Leiche erwies sich eine 0° Optik als hilfreich bei der Visualisierung und schonenden Präparation der Gefäße auf der Muskelfaszie bzw. der Fascia abdominalis superficialis. Die retrograde Darstellung der Bauchwand und das Entnehmen des tiefen Fettfaszienlappens ohne Perforation der Haut bzw. ohne Entnahme von superfiziellen Fettanteilen wurden durch die Anwendung einer 30° Optik vereinfacht.

4.2 Ergebnisse der klinischen Messungen

4.2.1 Auswertung und Messergebnisse

Der Gewebssauerstoffpartialdruck (PtiO$_2$) war von Patient zu Patient unterschiedlich, so dass wir keinen fettgewebespezifischen Sauerstoffpartialdruck finden konnten. Wir sammelten bei einzelnen Patienten bis zu 5000 Messwerte bis 4 Tage post operationem. Einen Vergleich der Patienten untereinander hinsichtlich des PtiO$_2$ hielten wir aufgrund der großen Differenz zwischen den einzelnen Patienten und des kleinen Patientenkollektivs für nicht sinnvoll. Um die Werte intraindividuell zu erfassen, bildeten wir alle 4 Minuten einen Mittelwert aus den Messresultaten und verglichen die Verläufe der Kurven der Patienten, die sich aus den Messungen ergaben, in Abhängigkeit von der Zeit vom klinischen Standpunkt her.

Die Tabelle 4.2.1 zeigt eine typische intraoperative Messwertdarstellung und -aufzeichnung. Links sind die Zeiten mit den jeweiligen wesentlichen Operationsschritten angegeben und rechts die Sauerstoffwerte und Gewebetemperatur.

Tab. 4.2.1   Messwertdarstellung

Zeit	Ereignis	pO$_2$ [MMHG]	Temp. [°C]
08:10	Elektrode angelegt	79	34,3
08:40		123	34,2
08:50	nach TLA-Injektion (insgesamt 4 Liter)	47,6	30,7
09:00	Beginn Fettabsaugung	53,5	29,1
09:10	nach 1,5 l Fettabsaugung	34,4	27,8
09:15	Beginn chirurg. Eingriff	27,9	27,8
09:25		17,7	27,2
09:35		11,7	25,7
09:45	Entnahme Hautlappen	0,6	25,2
09:55	Beginn Unterminierung	0	25,5
10:05		0	26,3
10:15		0	27,1
10:25		0	27,3
10:35		0	28,2
10:45		0	26,8
10:55		0	25,3
11:05		0	24,4
11:15		0	25,1
11:25		0	26,5
11:35		0	27,0

Die Messkurven aller Patienten zeigten folgenden ähnlichen Verlauf: einen individuellen Ausgangswert bei Operationsbeginn, ein Absinken des PtiO$_2$ nach Injektion der 4 Liter TLA-Lösung und Liposuktion, einen massiven Abfall nach Resektion der Unterbauchhaut und Mobilisierung des Oberbauches mit Durchtrennung der Perforatorgefäße sowie einem langsamen Anstieg des Sauerstoffpartialdruckes am Ende der Operation nach ca. 3,5 h bis zu einer individuellen Plateauphase. Die Abbildung 4.2.1.1 zeigt einen typischen intraoperativen Kurvenverlauf einer Patientin.

Ergebnisse

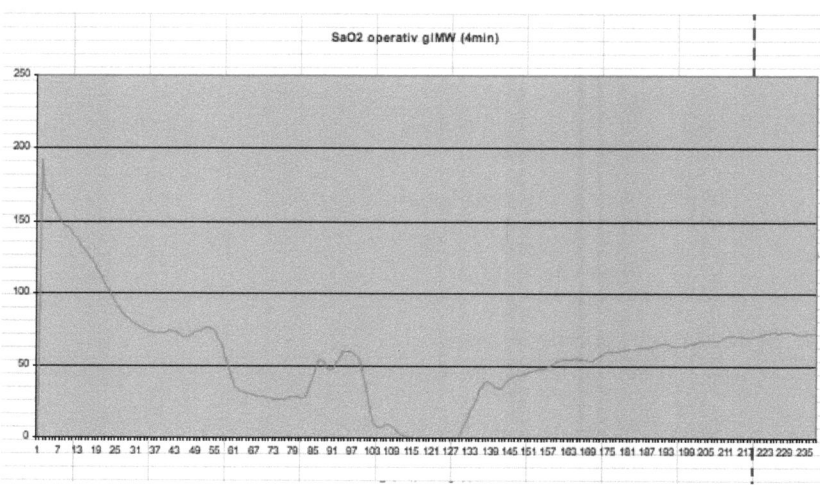

Abb. 4.2.1.1   Intraoperativer Verlauf des Sauerstoffpartialdruckes in Abhängigkeit von der Zeit

Der massive Abfall des O_2-Partialdruckes auf einen Wert von 0 nach kompletter Mobilisierung des Bauchdeckenlappens zum spannungsfreien Wundverschluss führte dazu, dass wir die Sonden bei den ersten Messungen entfernten, weil wir von einem Defekt der Sonden ausgingen und nicht vom völligen Fehlen von interzellulärem Sauerstoff im Fettgewebe. Beim späteren Belassen der Sonden wurden dann zum Ende der Operation hin wieder Werte gemessen. Die Langzeitmessungen ergaben nach Erreichen einer Art Plateauphase keine wesentlichen Veränderungen (s. Abb. 4.2.1.2).

Ergebnisse

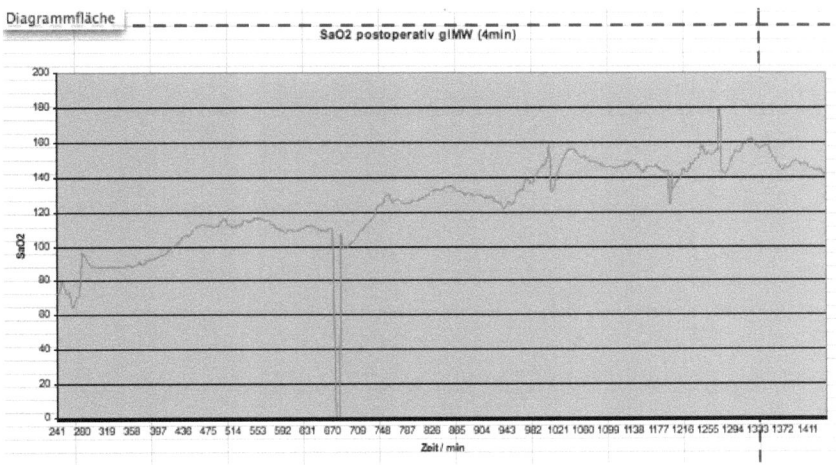

Abb. 4.2.1.2   Postoperativer Verlauf des $PtiO_2$ derselben Patientin.

Bei Betrachtung der Graphen aller Patienten in einem Diagramm ist die eingangs beschriebene Tendenz auffällig, wobei die roten Graphen die Messwerte der Patienten wiedergeben, bei denen Wundheilungsstörungen in irgendeiner Form im postoperativen Verlauf auftraten (s. Abb. 4.2.1.3, Abb. 4.2.1.4 und Abb. 4.2.1.5).

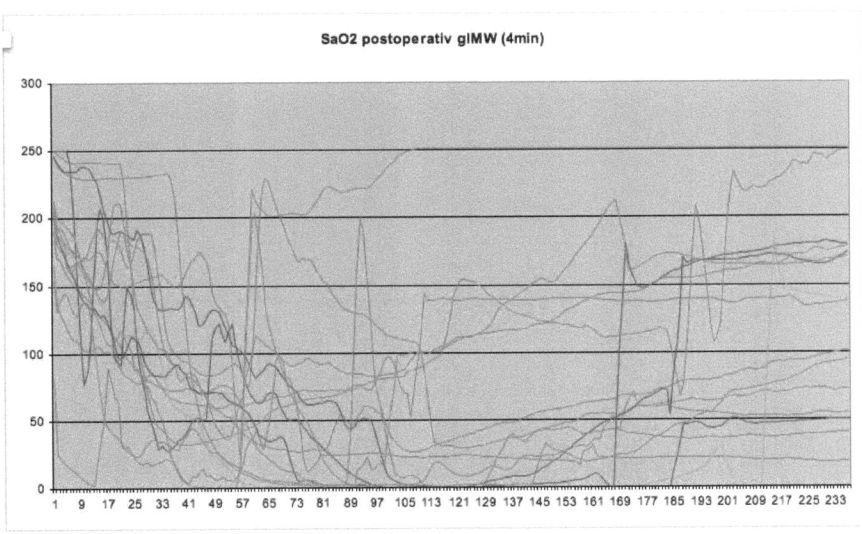

Abb. 4.2.1.3   Darstellung des intraoperativen Sauerstoffpartialdruckes aller Patienten in Abhängigkeit von der Zeit/min.

Ergebnisse

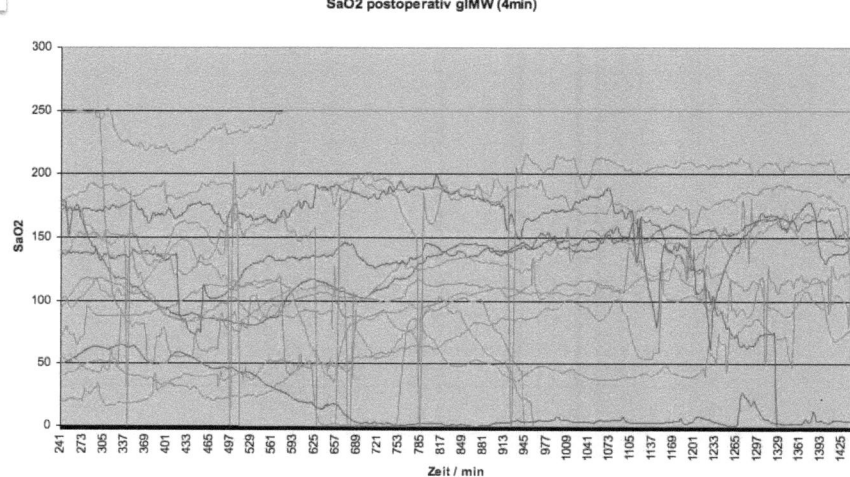

Abb. 4.2.1.4   Darstellung des Sauerstoffpartialdruckes in den ersten 24h postoperativ

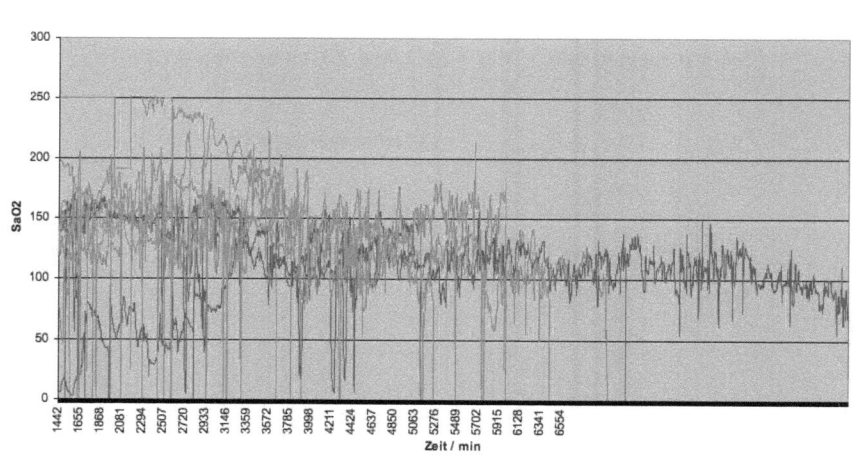

Abb. 4.2.1.5   Darstellung des Sauerstoffpartialdruckes bis 5d postoperativ

Bei der endoskopisch durchgeführten Bauchdeckenplastik, die nur eine geringe Hautresektion erforderte, standen die Reparatur der Rektusdiastase und die dadurch erzielbare Profilverbesserung im Vordergrund. Auch bei dieser Operation wurden die periumbilikalen Perforatorgefäße durchtrennt, die seitlichen allerdings geschont und auch hier war nach der Durchtrennung der Perforatoren quasi unterhalb der Sonde kein Sauerstoff mit unserer Methode im tiefen Fettgewebe der Scarpa Faszie nachweisbar (s. Abb. 4.2.1.6 und 4.2.1.7).

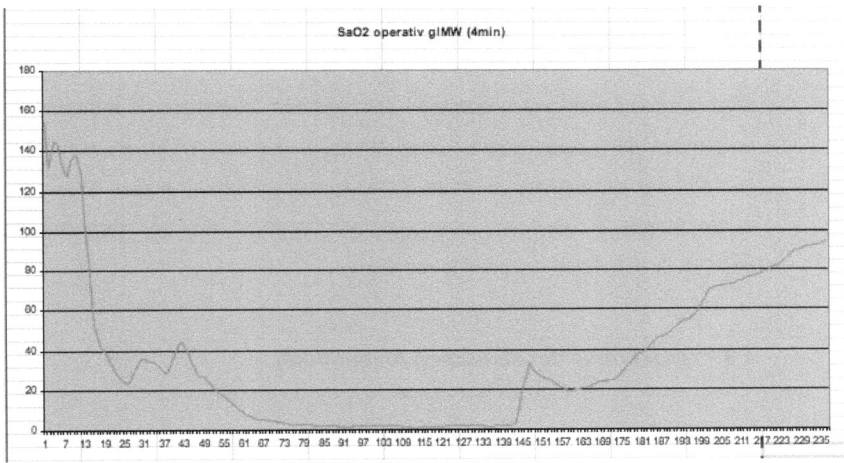

Abb. 4.2.1.6 Intraoperativer Verlauf des Sauerstoffpartialdruckes bei endoskopisch assistierter Abdominoplastik

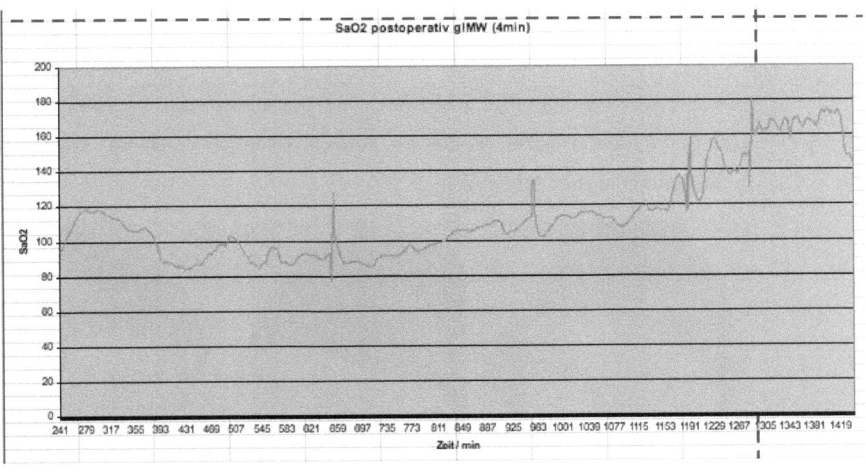

Abb. 4.2.1.7 Verlauf des Sauerstoffpartialdruckes 24h postoperativ bei endoskopisch durchgeführter Abdominoplastik

4.2.2 Interpretation der Messergebnisse

Das Absinken des Gewebesauerstoffs nach Injektion der Tumeszenzlokalanästhesie ist mit der vasokonstriktorischen Wirkung des in der Lösung enthaltenen Epinephrins zu erklären. Nach Durchtrennung der Perforatorgefäße der A. epigastica inferior scheint der interzelluläre Sauerstoffgehalt massiv abzufallen und zumindest mit unserer Methode nicht mehr nachweisbar zu sein. Mit dem Vernähen der Wundränder, dem Nachlassen der vasokonstriktorischen Wirkung und dem reaktiven Aufwärmen des großen Haut-Fettlappens steigt die Sauerstoffkonzentration wieder langsam an. Die Perforatorgefäße scheinen entscheidenden Einfluss auf die Durchblutung des periumbilikalen tiefen Fettpannus zu nehmen.

4.3 Ergebnisse der klinischen Anwendung

Die Wundheilung bei der Patientin verlief zeitgerecht, es kam lediglich zur Serombildung im Bereich der Entnahmestelle. Nach zweimaliger transkutaner Punktion von 10 bzw. 5ml sistierte die Serombildung ohne weitere Therapiemaßnahmen. Die Nahtentfernung erfolgte am 10. Tag postoperativ. Die Abbildungen 4.3.1 bis 4.3.3 zeigen die Patientin zum Zeitpunkt der Nahtentfernung. Hier bestand insgesamt noch eine deutliche postoperative Schwellung. Der Entnahmedefekt war kaum wahrnehmbar. Die Patientin hatte in diesem Bereich keinerlei Probleme, außer leichten muskelkaterähnlichen Schmerzen.

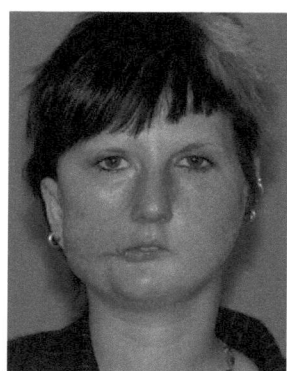
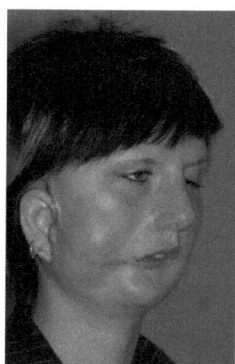
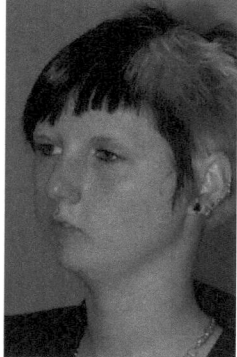

Abb. 4.3.1 bis 4.3.3. 10 d Postoperativ zum Zeitpunkt der Nahtentfernung

Im weiteren postoperativen Heilverlauf schrumpfte der Lappen um insgesamt ca. 30 %. Beim Vergleich der beiden Sonographiebilder (Abb. 4.3.4) 8 Monate postoperativ und 17 Monate postoperativ (Abb. 4.3.5) zeigte der eingebrachte Lappen deutliche Echogenitätsunterschiede.

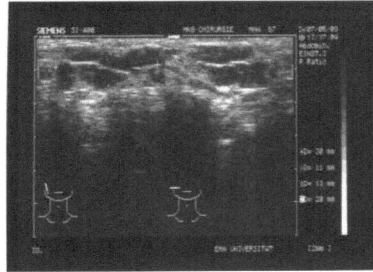 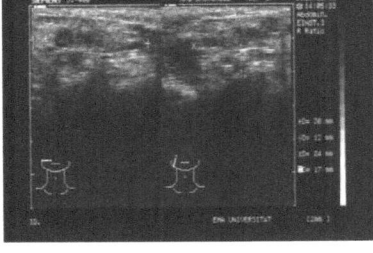

Abb. 4.3.4   Sonographie 8 Monate post op.   Abb. 4.3.5. Sonographie 17 Monate post op.

Aus wissenschaftlichem Interesse heraus wurde acht Monate nach der Operation eine MRT Untersuchung veranlasst, in welcher sich der Lappen eingeheilt und ohne größere Resorptionszeichen darstellen ließ (Abb. 4.3.6 bis Abb. 4.3.9.).

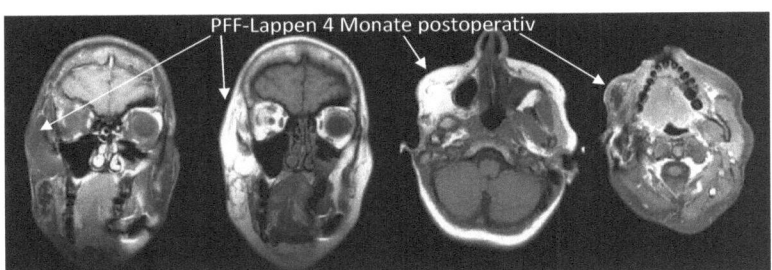

Abb. 4.3.6 bis Abb. 4.3.9   MRT-Untersuchungen in unterschiedlichen Wichtungen

Ergebnisse

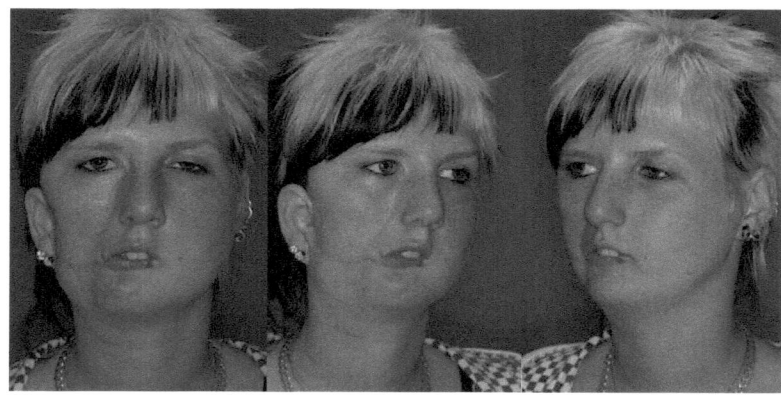

Abb. 4.3.10 bis 4.3.12 zeigen die Patientin 8 Monate postoperativ

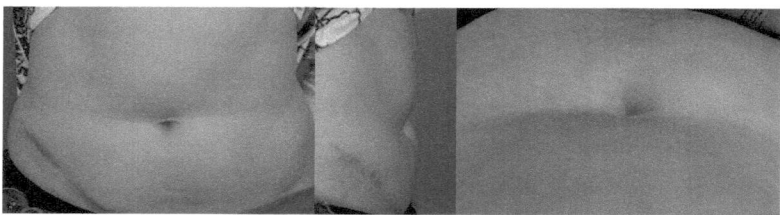

Abb. 4.3.13 bis 4.3.15 8 Monate postoperativ kaum Entnahmedefekt

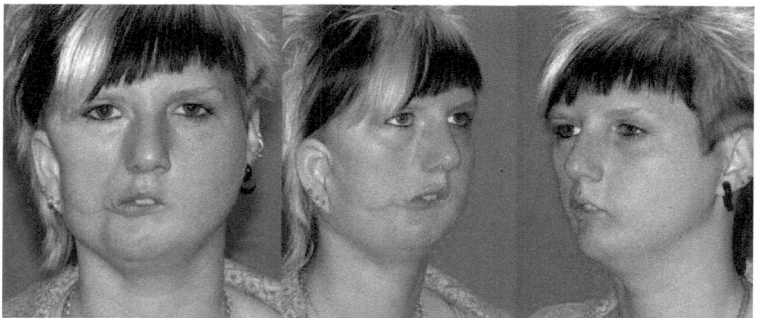

Abb. 4.3.16 bis 4.3.18 zeigen die Patientin 20 Monate post operativ

Ergebnisse

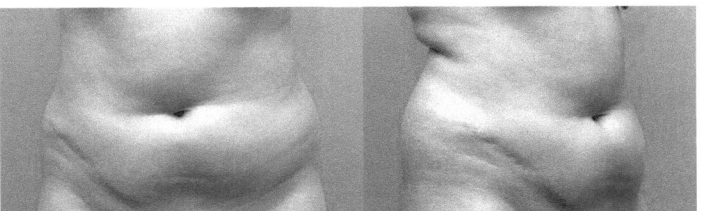

Abb. 4.3.19 bis 4.3.21: Entnahmedefekt nach 20 Monaten

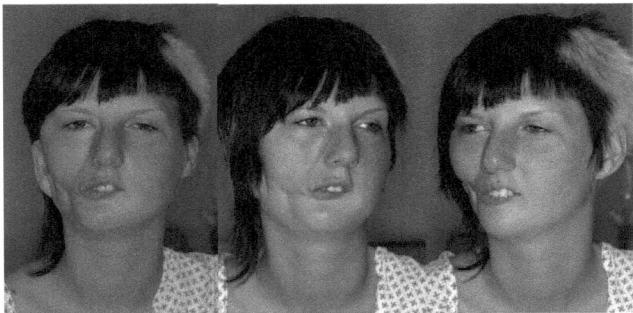

Abb. 4.3.22 bis 4.3.24: Patientin unmittelbar präoperativ vor Einbringen des Expanders

Der perforatorgestielte Fett-Faszienlappen ist jetzt seit über 3 Jahren stabil eingeheilt und zeigt keine weiteren Volumenverluste. Die Patientin ist mit dem erreichten Ergebnis und dem geringen Hebedefekt sehr zufrieden. Die Abbildungen 4.3.10 bis 4.3.21 zeigen die postoperativen Aufnahmen und die Abb. 4.3.22 bis 4.3.24 den Zustand vor der Volumenkorrektur der Wange.

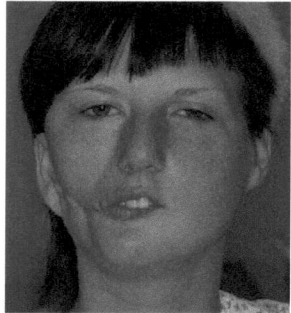 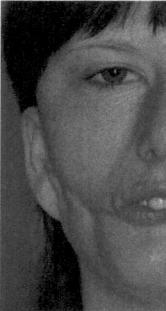

Abb. 4.3.25 Patientin präoperativ

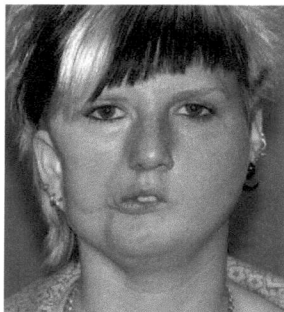 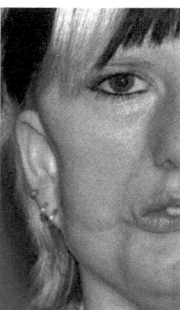

Abb. 4.3.26 Patientin 20 Monate postoperativ

4.4. Gestaltung des Perforator-Fett-Faszienlappens

Der PFF-Lappen kann in beliebiger Größe entnommen und an die Gegebenheiten es Empfängergebietes angepasst werden. Die Kapazität der Perforansgefäße scheint ausreichend für die Versorgung der darüber liegenden epifaszialen Fettschichten. Wenn größere Fettmengen benötigt werden, können mehrere Perforatoren an der A. epigastrica inferior gestielt entnommen werden. Diese Lappen wären dann sogar teilbar. Der Entnahmedefekt scheint kaum sichtbar und die Narben lassen sich in der Bikinizone leicht kaschieren. Die Perforatorgefäße sind epifaszial trotz großer Variabilität leicht auffindbar. Bei den kleinen Gefäßkalibern ist ihre Herauspräparation aus der Muskelschicht jedoch anspruchsvoll.

5. Diskussion

5.1. Die Eigenart des PFF-Lappens

Als reine Fett-Faszienlappen sind der antero-laterale Oberschenkellappen (engl. Anterolateral thight adipofascial flap = ALT) und die anatomische Grundlage für einen hinteren Oberarmlappen in der Literatur beschrieben [42, 38, 18, 43]. Die Arbeitsgruppen um WOLFF und TENG [38, 43] beschreiben die gute Eignung von ALT-Lappen zur Gesichtskonturierung und Augmentation.

Adipofasziale Lappen der A. epigastrica inferior sind nach unseren Recherchen in der Literatur noch nicht beschrieben. Hier sind die adipo-kutanen Lappen, mit direkten Hautresektionen oder mit Bauchdeckenreduktionsplastiken kombiniert, zunehmend bedeutend bei der Rekonstruktion der weiblichen Brust.

Der PFF-Lappen unterscheidet sich von den beschriebenen Lappen durch seinen geringen und kaum sichtbaren Hebedefekt. Die Narbe kann, anders als beim Oberarmlappen, in der Bikinizone versteckt werden. Je nach individueller Fettverteilung kann der Lappen modifiziert werden. Kleine bis sehr große Fettgewebelappen können über mehrere Perforatoren an der A. epigastrika inferior gestielt entnommen werden. Der Lappen kann dann bei mehr als einem erhaltenen Perforatorgefäß auch geteilt werden oder mehrere Lappen können gleichzeitig gehoben werden.

Diskussion

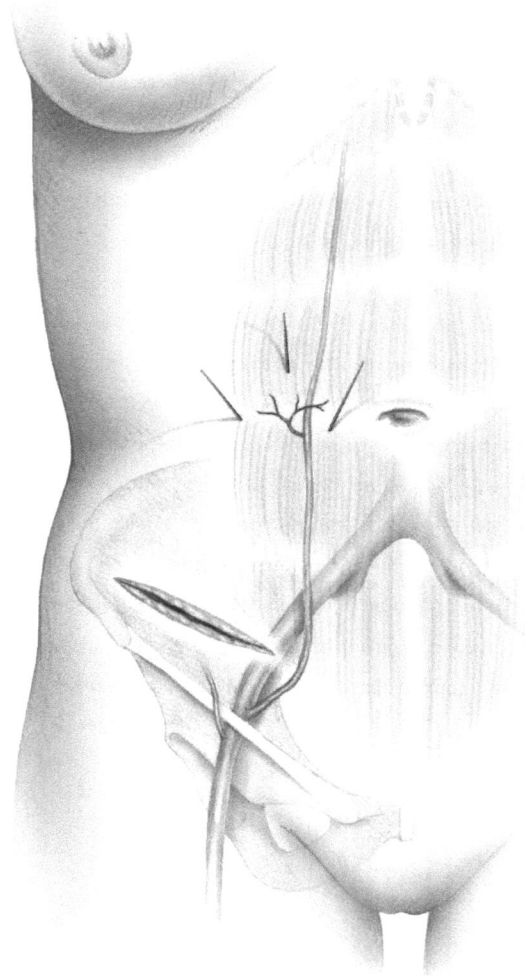

Abb. 5.1.1   Perforatorgefäß der Arteria epigastrica inferior

Diskussion

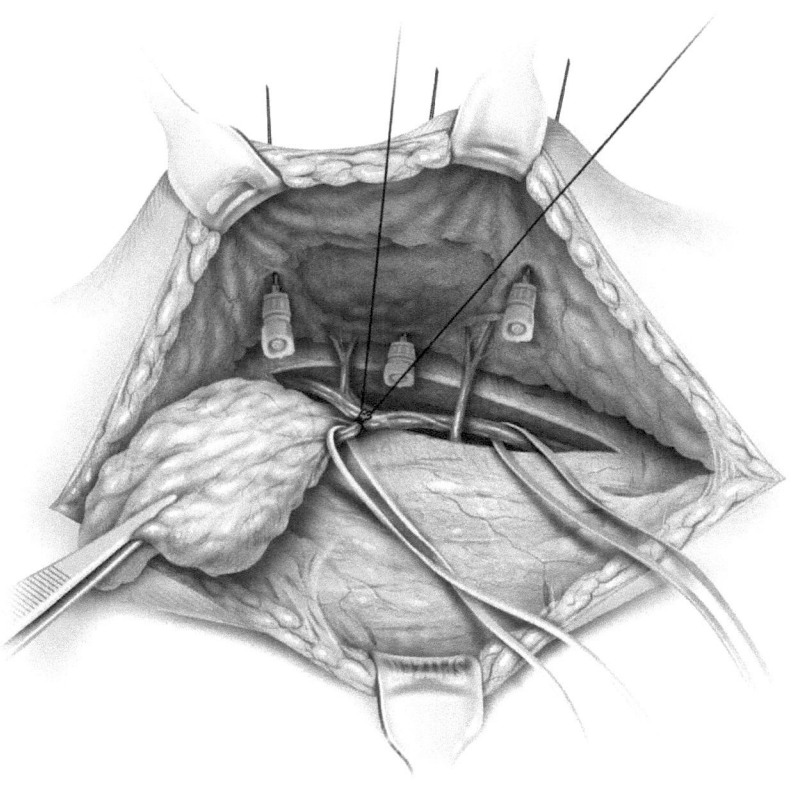

Abb. 5.1.2 Perforator-Fett-Faszienlappen gestielt an den Perforatorgefäßen

Diskussion

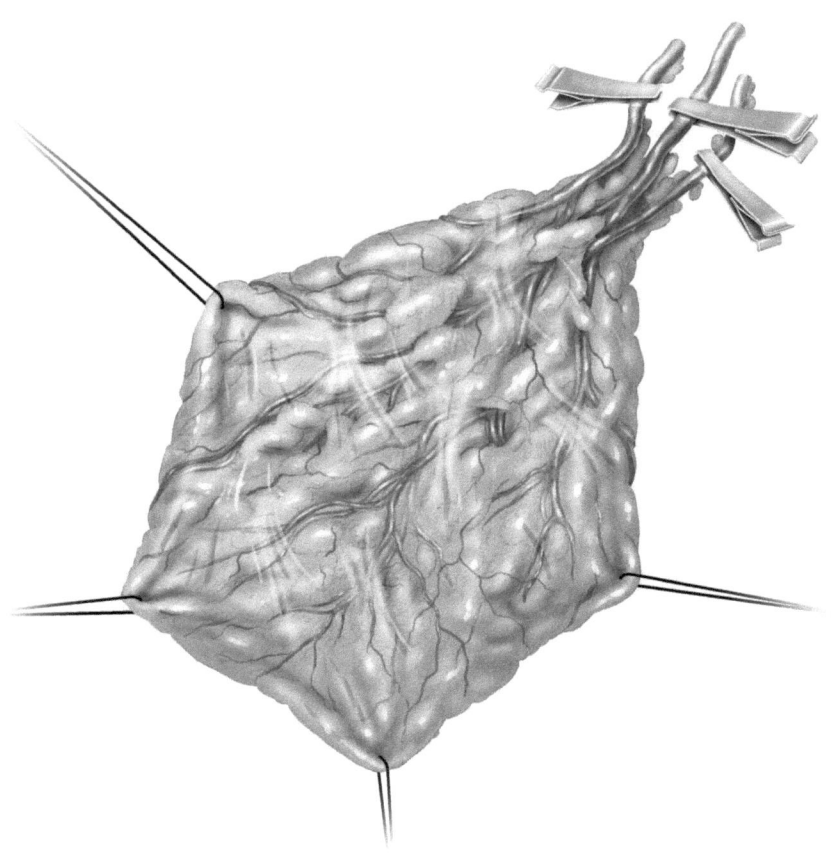

Abb. 5.1.3　Perforator-Fett-Faszienlappen gehoben

5.2 Anatomische Grundlage

Das subkutane Fettgewebe der vorderen Bauchwand kann als Musterbeispiel für den Aufbau des subkutanen Gewebes beim Menschen herangezogen werden. Es existiert keine einheitliche Nomenklatur, die Begriffe sind nicht in den Nomina Anatomica aufgenommen und insbesondere im anglo-amerikanischen Sprachraum werden Faszie/Pseudofaszie und Fettschicht häufig global als abdominal fascia bezeichnet. In vielen Publikationen wird die subkutane Pseudofaszie oder Zwischenlamelle auch als Scarpa Faszie bezeichnet, obwohl die Erstbeschreibung von SCARPA 1809 nur sehr knapp und unvollständig ist und sich auf Hernien bezieht [36]. Er selbst beschrieb eine feine netzartige Faszienschicht, die die Aponeurose des M. obliquus externus bedeckt und unter Verlust der zellulären Substanz als Bedeckung des Samenstranges zum Skrotum zieht und dort mit dem M. cremaster und der Tunica dartos befestigt ist. In der Fachliteratur scheint sich der Begriff Scarpa faszie nicht nur für die mehr bindegewebige Trennschicht zwischen tiefem Speicherfett und subkutanem Fettgewebe durchgesetzt zu haben, sondern wird synonym für die gesamte tiefe Speicherfettschicht gebraucht.

Wir fanden ca. 5 bis 8 irregulär in einem Radius von 15 cm um den Bauchnabel herum angeordnete, die Faszie des Muskulus obliquus externus perforierende Gefäße, die von der Kaliberstärke für eine Anastomosierung mit Empfängergefäßen in Betracht gezogen werden konnten. Alle anderen Perforatoren waren in der Regel in der Kaliberstärke für eine mikrochirurgische Anastomosierung ungeeignet. Es zeigte sich eine angiosomenartige Anordnung in einer medialen und mehr lateralen Perforatorenreihe, wie sie die Arbeitsgruppe um ROZEN [33] in einer anatomisch-angiographischen Studie beschrieb. Die schmaleren lateralen Perforatorgefäße hatten einen entsprechend längeren intramuskulären Verlauf als die medialen Gefäße, die vom Durchmesser deutlich größer waren.

Im Muskelgewebe lagen die Gefäßbündel in keiner nennenswerten Bindegewebs-einbettung, was die Präparation erschwerte. Deshalb empfehlen wir bei der Präpara-tion von vornherein mehrere medial angeordnete Gefäße zu schonen, um bei eventueller Verletzung eines Gefäßes auf weitere Perforatoren ausweichen zu können.

Die Perforatorgefäße teilten sich in der tiefen Fettfaszie (SCARPA-Faszie) wurzelartig bis zum Übergang zur superfizieller Fettfaszie (CAMPER-Faszie) auf. Eine Trennung der oberflächlichen Camper Faszie von der tiefen Scarpa Faszie war am formalinfixierten anatomischen Präparat makroskopisch möglich. In der Literatur fanden wir keine Beschreibungen einer reinen Fettlappenpräparation aus den tiefen Bereichen der Scarpa Faszie. Die viel beschriebenen DIEP-Lappen (Deep inferior epigastric perforator flap) [1, 2, 3, 6, 11, 13, 27, 33, 37, 40, 41] haben sich zur Rekonstruktion der weiblichen Brust etabliert. Sie werden als Haut-Fettlappen gehoben und sind vor allem wegen des geringen Hebedefektes beliebt. Aufgrund der anatomischen Gegebenheiten sollte es möglich sein, einen perforatorgestielten Fett- bzw. Fettfaszienlappen aus der vorderen Bauchwand zur heben, ihn von der subkutanen Fettschicht zu trennen ohne die Versorgung der darüber liegenden Schicht zu gefährden und einen sichtbaren Hebedefekt zu hinterlassen.

5.3   Physiologische Grundlagen

Die Verfügbarkeit von Sauerstoff in der Zelle basiert auf einer Balance zwischen lokaler Anlieferung und Verbrauch. Sauerstoff wird durch Diffusion aus den intrakapillären Erythrozyten in das umliegende Gewebe und von dort weiter in die intrazellulär liegenden Mitochondrien transportiert. Die treibende Kraft dieses Mechanismus ist der Sauerstoff-Druck-Gradient zwischen der Kapillarwand und dem Intrazellularraum. Dieser Gewebssauerstoffpartialdruck ($ptiO_2$) beruht auf dem zellulären Sauerstoffangebot. Er ist abhängig vom Gewebetyp sowie vom mittleren arteriellen Druck (MAP), der Gewebstemperatur, dem Blutfluss, den arteriellen und venösen pO_2- und pCO_2-Werten und dem Metabolismus [17]. Der interzelluläre Sauerstoff widerspiegelt also eindeutig den Durchblutungszustand eines Gewebes. Ein spezifischer $ptiO_2$ für das Fettgewebe scheint nach unseren Messungen nicht nachweisbar zu sein und wurde auch in der Literatur nicht gefunden. Vielmehr zeigen unsere Ergebnisse, dass der interzelluläre Sauerstoffgehalt im Fettgewebe sehr individuell ist. So unterschiedlich wie die Konstitutionen und Grunderkrankungen der Patienten sind, so unterschiedlich scheinen auch die Konzentrationen des gelösten Sauerstoffs im Interzellularraum des Fettgewebes zu sein. Es spielt daher klinisch keine Rolle, welcher $ptiO_2$ als Mittelwert für das Fettgewebe angenommen wird. Interessant ist die Analyse der Tendenz der Einzelmessungen vor, während und möglichst lange nach der Operation, um eine Aussage über den Einfluss der Perforatorgefäße auf die tiefe Fettgewebsversorgung im Periumbilikalbereich der vorderen Bauchwand tätigen zu können. Charakteristisch für alle Messreihen war ein starker Abfall der Sauerstoffkonzentration nach Injektion mit bis zu 4 Liter Tumeszenzlokalanästhesie (TLA) Lösung von ca. 50 %. Neben der pharmakologisch vasokonstriktorischen Wirkung des Epinephrins in der Lösung erzeugt man durch das Aufblähen des Fettgewebepannus der vorderen Bauchwand auch eine mechanisch „vasokomprimierende" Wirkung. Das Verfahren der TLA wird in der Literatur als relativ sicher beschrieben und dient neben der Blutstillung auch der schmerzfreien Durchführung von chirurgischen Eingriffen an der Körperoberfläche beim wachen oder sedierten Patienten [8, 15, 20]. Bei den Bauchdeckenreduktionsplastiken setzen wir die TLA Technik zusätzlich zur Allgemeinnarkose ein, um ein blutarmes, übersichtliches Operieren zu sichern und um durch eine Druckerhöhung im Fettgewebe nach kurzfristiger Wasseraufnahme in die Zellen optimale Voraussetzungen für eine möglichst atraumatische gleichmäßige Fettabsaugung zu gewährleisten. Im Verlauf der weiteren Operation sank der Sauerstoffpartialdruck kontinuierlich ab und war nach dem Durchtrennen der Perforatorgefäße unterhalb der Messsonde nicht mehr nachweisbar. Die Perforatorgefäße scheinen also die wesentlichen Versorgungsgefäße des Fettgewebes in der Scarpa Faszie zu sein. Bei der endoskopisch assistierten Bauchdeckenplastik zeigten die Messergebnisse einen ähnlichen Verlauf. Hier wäre zu erwarten gewesen, dass interzellulärer Sauerstoff nach Mobilisierung der Bauchdecke in der Medianebene nachzuweisen ist, da die meisten der lateral gelegenen Perforatoren erhalten werden konnten. Bei endoskopisch assistierten Bauchdeckenplastiken finden sich in der Literatur keine Beschreibungen von postoperativen Wundheilungsstörungen in Form von Fettgewebs- oder Hautnekrosen [9, 10, 16, 24, 44]. Dass auch hier nach der medianen Mobilisierung mit Durchtrennung der medianen Perforatorgefäße kein $ptiO_2$ messbar war, unterstreicht den großen Einfluss der medianen Perforatoren auf die Versorgung des periumbilikalen Fettes. Die Schonung möglichst vieler lateraler Perforatorgefäße sollte deshalb das Ziel bei jeder Bauchdeckenreduktionsplastik sein. Deshalb modifizierten wir unsere Lappenmobilisierungstechniken zu immer mehr gefäßschonenden Techniken wie sie die Arbeitsgruppen um SALDANHA, BOZOLA und UEBEL beschreiben [4, 35, 39]. Nach unseren Messungen ist die Scarpa Schicht also nach Durchtrennung der Perforatoren kaum mit Sauerstoff versorgt, was in die Klinik umgesetzt bedeuten würde, dass eine massive Absaugung bzw. Aussaugung dieser Schicht möglich ist, ohne Wundheilungsstörungen zu riskieren. Durch die massive Ausdünnung der meist dickeren epifaszialen Scarpa Schicht durch eine aggressive Liposuktion ist es möglich, eine Mobilisierung der Bauchdecke zu erreichen und gleichzeitig viele perforierende Blutgefäße zu erhalten, wie es unter anderen von PEREIRA und STERODIMAS beschrieben wird [31]. MOMENI ET AL [26] kamen nach der retrospektiven Analyse von 139 Patienten zu dem Schluss, dass mit erhöhtem BMI (body mass index) das Risiko von Wundheilungsstörungen steigt. Unsere Ergebnisse unterstützen auch diese Annahme, weil die zu versorgende Fettschicht nach Durchtrennung der Hauptversorgungsgefäße zu dick scheint, um durch das in Haut- und Camperschicht befindliche Gefäßnetz versorgt zu werden.

BRINK ET AL [5] behaupten sogar, dass die direkte Exzision des subscarpalen Fettes keinen Einfluss auf die Wundheilung bei Bauchdeckenreduktionsplastiken hätte. Die direkte Exzision beinhalte das tangentiale Herausschneiden des Fettes in dieser Schicht mit ihren Gefäßen. Zu diesem Ergebnis kam die Gruppe nach retrospektiver Analyse von 189 Reduktionsplastiken in einem Zeitraum von 10 Jahren. Allerdings wurde in dieser Arbeit nicht herausgestellt, ob die Patienten ohne direkte Exzision in einer Perforatoren schonenden Technik operiert wurden oder nicht. PEETERS und Mitarbeiter [30] zeigten, dass bei 202 Patientinnen, die eine Brustrekonstruktion mittels mikrochirurgisch anastomosierten DIEAP-Lappen erhielten, in über 30 % Fettgewebsnekrosen im tiefen Lappenbereich sonographisch darstellbar waren. Insgesamt mussten aber nur 7 % chirurgisch revidiert werden. Interessant für diese Arbeit ist, dass trotz unzureichender Versorgung des Fettes in der Scarpa-Schicht, die Hautschichten über der Nekrose nicht unbedingt untergehen.

Nach Auswertung unserer Ergebnisse und dem Vergleich mit der Literatur ergeben sich folgende Anregungen für die weitere klinische Anwendung und die Entwicklung eines perforatorgestielten Fettlappens ohne Hauthebedefekt:

1. Die Perforatoren der A. epigastrica inferior scheinen die Hauptgefäße für die Versorgung der epifaszialen Fettschicht zu sein. Ihre Kapazität scheint außerdem als ausreichend für die Versorgung des Fettgewebes in der CAMPERschen

Fettschicht und der Haut, wenn diese durch Herausschneiden nicht mehr durch das kutane Gefäßnetz versorgt werden.

2. Nach Durchtrennung der Perforatorgefäße und der Exzision der gesamten tiefen Scarpa-Fettschicht scheinen Haut und subkutane Fettanteile der Camper-Fettschicht über dem Defekt ausreichend über das kutane Gefäßnetz versorgt zu werden, so dass keine Gewebeuntergänge mit sichtbaren ästhetischen Einbußen zu erwarten sind.

5.4 Klinische Anwendung

Quere Gesichtsspalten stellen eine komplexe kraniofaziale Fehlbildung dar. Die operative Versorgung ist technisch sehr aufwendig und stellt an jeden erfahrenen Chirurgen hohe Anforderungen. Ihre Komplexität erfordert mehrzeitige operative Eingriffe und Korrekturen. Voraussetzungen sind eine koordinierte interdisziplinäre ärztliche und zahnärztliche Zusammenarbeit. Die Behandlung der Gesichtsasymmetrie durch einen mikrovaskulär anastomosierten Gewebetransfer mit einem perforatorgetielten Fett-Faszienlappen (deep inferior epigastric artery perforator adipofascial {DIEAPA} flap) aus der vorderen Bauchwand wurde bisher in der Fachliteratur nicht beschrieben und ist Gegenstand der klinischen Diskussion. Aktuelle Literatur über die Versorgung und Rekonstruktion der queren Gesichtsspalten beschränkt sich auf die primären Verschlusstechniken an Einzelfallbeschreibungen sowie Langzeituntersuchungen [7, 19, 28, 29, 32].

In der englischen Nomenklatur wird die Makrostomie mit der queren Gesichtsspalte synonym verwandt. CHEN ET AL [7] beschreiben zum Beispiel eine Z-Plastik von Haut, Muskelring und Mukosa. Inhalt dieser Fallbeschreibung ist die Korrektur einer Mundwinkelerweiterung mit ästhetischer Rekonstruktion der Haut und funktioneller Restitution des periorialen Muskelringes und der Mukosa. Es handelt sich bei allen in der ausgewerteten Literatur beschriebenen queren Gesichtsspalten um geringe Ausprägungsgrade, wo lediglich die Haut, die Schleimhaut und der periorale Muskelring betroffen sind. In keiner der genannten Arbeiten wird eine Graduierung oder Einteilung der Gesichtsspalten vorgenommen. Der hier präsentierte Fall stellt offensichtlich eine sehr seltene und ausgeprägte Form der queren Gesichtsspalten dar.

Die spanische Arbeitsgruppe um GUIJARRO-MARTÍNEZ [14] unterstreicht die Möglichkeiten des autologen Fetttransfers zur Augmentationszwecken in die Kopf- und Gesichtsregion. Es wird aber auch ausdrücklich auf die Grenzen dieser Technik hingewiesen. Es ist so gut wie nicht vorhersagbar, wie viel von dem injizierten Fett tatsächlich permanent die behandelten Regionen augmentiert. Das entspricht unseren eigenen Erfahrungen mit der autologen Fetttransfertechnik. Im Falle des ausgeprägten Volumendefizits der dargestellten Patientin mit querer Gesichtsspalte ist es nicht möglich, ein ausreichendes Volumen von immerhin ca. 20 ml Fett in der rechten Gesichtshälfte permanent zu platzieren. Diese Möglichkeit der Volumenkorrektur bliebe als sekundärer Schritt nach Einheilung und Konsolidierung des beschriebenen mikrovaskulär gestielten Fettlappens und kann gleichzeitig im Sinne eines Lipocontouring genutzt werden, wenn sichtbare oder ästhetisch auffällige Volumenunterschiede im Bereich der vorderen Bauchwand nach Lappenentnahme entstehen.

RUBINO ET AL [34] zeigten in einer klinischen fluometrischen Studie, dass Venen mit einem Durchmesser von 1,3 mm für die Drainage von DIEAP-flaps bis ca. 300 g ausreichend sind. Die Ergebnisse dieser Arbeit bedeuteten für uns, dass eine Vene und eine Arterie für die Größe des geplanten Fettlappens von ca. 20ml ausreichend sein sollten. Ein weiterer wichtiger klinischer Aspekt, der sich aus der Arbeit dieser Gruppe ergibt: bei Vorhandensein von zwei kleinen Venen im Lappenstiel, wie in unserem kinischen Fall und in vielen aufpräparierten Lappenstielen der anatomischen Studie muss nur eine Vene mikrochirurgisch angeschlossen werden. Anders ausgedrückt: auf den Anschluss einer Vene könnte bei Schwierigkeiten verzichtet werden. Es sollte jedoch in jedem Fall das Ziel sein, beide Venen mit Venen im Empfängergebiet zu vereinen, da anders als bei anderen Transplantationen das „Lappenmonitoring", d. h. die Funktion der Mikroanastomosen in tiefen Schichten auch dopplersonographisch bei diesem geringen Gefäßdiametern, schwierig ist.

Erfreulich ist die Stabilität des eingebrachten DIEAPA-Lappens trotz des Volumenverlustes von ungefähr 30 %. Daraus ergibt sich die Empfehlung einer entsprechenden Überkorrektur bei Benutzung dieses Fettlappens zu Rekonstruktionszwecken. Das Fettgewebe der Scarpa-Schicht hat nach unseren Erfahrungen aus Bauchdeckenreduktionsplastiken und Liposuktionen eine ausgesprochen hohe Wasseraufnahmekapazität. Das erschwert bei Verwendung von TLA-Lösung oder Lokalanästhesie bei der Lappenhebung die Abschätzung des Volumens und stellt eine der möglichen Erklärungen für den Volumenverlust dar.

Der entstandene Hebedefekt und die funktionellen und ästhetischen Einbußen sind kaum sichtbar. Im Falle der Patientin nutzten wir eine vorhandene Narbe, die nahe der Bikinizone durch Unterwäsche oder Badebekleidung leicht kaschierbar ist. Durch die Anwendung von endoskopischer Technik kann die Narbe nach unserer Auffassung noch kleiner gehalten werden, vergleichbar mit einer Narbe nach konventioneller Appendektomie. Alle anderen in der Literatur beschriebenen Fettfaszienlappen hinterlassen einen sichtbaren Entnahmedefekt außerhalb der Bikinizone. Die französische Arbeitsgruppe um WAVREILLE [42] beschreibt die anatomische Grundlage eines freien Faszienlappens (free posterior brachial fascial flap) von der posteriolateralen Seite des Oberarms. Dieser Lappen kann für Volumenkorrekturen genutzt werden, hat jedoch verglichen mit dem von uns beschriebenen DIEAPA Lappen zwei entscheidende Nachteile: 1.) Die sichtbare Narbe an der Außenseite des Armes und 2.) das geringere Volumen, das auch bei ausgeprägt adipösen Patienten geringer ist als das periumbilikale Fettgewebe der Scarpa Faszie. Der größere Anteil des Bindegewebes dieses Lappens, verglichen mit unserem DIEAPA, lässt jedoch annehmen, dass die Volumenstabilität größer ist. Einen Fettfaszienlappen mit ähnlich hohen Bindegewebsanteilen von der unteren Extremität entwickelte die chinesische Arbeitsgruppe um TENG und JIN [18, 38]. Sie setzten diesen Lappen in über 50 Fällen von Atrophia hemifacialis erfolgreich und mit guten ästhetischen Ergebnissen ein. Der „free anterolateral thigh adipofascial flap" wird über einen Schnitt in der Leistengegend nach kaudal entwickelt und hinterlässt einen außerhalb der Bikinizone gelegenen sichtbaren flächigen Volumendefekt. Die Narbe bei Entnahme des Fettfaszienlappens lässt sich in der Leistengegend gut verstecken. In beiden Arbeiten wurde auf den Entnahmedefekt und eine mögliche Korrektur nicht eingegangen.

Der von uns entwickelte PFF-Lappen des DIEA-Gefäßsystems bietet eine Möglichkeit der permanenten Restitution von Volumendefekten in ausgewählten rekonstruktiven Fällen, ohne auffällige Narben oder Hebedefekte zu hinterlassen.

6. Zusammenfassung

Die vordere Bauchwand ist von den anatomischen Voraussetzungen als Spenderregion für freie perforatorengestielte Fettfaszienlappen (deep inferior epigastric artery perforator adipofascial = DIEAPA) geeignet. Unsere anatomischen Untersuchungen zeigten, dass es möglich ist, mikrochirurgisch anastomosengeeignete Gefäße der Arteria epigastrica inferior zu präparieren und einen Fettfaszienlappen der Scarpa Schicht zu entnehmen, der dieses Gefäß enthält. Der Einsatz von endoskopischer Technik erleichtert die Entnahme und gewährleistet eine Schnittführung weit von der Entnahmestelle, um die spätere Narbe unauffällig in der Bikinizone zu verstecken.

Wir wählten als klinisches Modell die Bauchdeckenreduktionsplastiken und eine interzelluläre Meßmethoden mit Sonden, um den Einfluss der periumbilikalen Perforatorgefäße auf die Perfusion des subscarpalen Fettes zu verifizieren. Hier stellten sich die Perforatorgefäße der A. epigastrica inferior als Hauptversorgungsgefäße für das Fett der Scarpa Schicht dar. Der Einsatz von endoskopischer Technik erleichterte auch hier die perforatorschonende Präparation und Mobilisierung des Hautfettlappens der vorderen Bauchwand.

Bei einer Patientin mit einer seltenen, ausgeprägten Form der queren Gesichtsspalte konnten wir den freien PFF-Lappen (engl. DIEAPA) erfolgreich zur Volumenrestitution der betroffenen Gesichtshälfte mikrochirurgisch einsetzen, ein stabiles Ergebnis und eine ästhetische Verbesserung erzielen. Der Einsatz von endoskopischer Technik erleichterte die Entnahme und zusätzliche Narben konnten vermieden werden. Der Hebedefekt ist gering und kaum sichtbar.

Nach unserem Wissen existiert bisher keine Beschreibung eines solchen Fettfaszienlappens aus dem subscarpalen Fettgewebe und seines klinischen Einsatzes in der Literatur. Der von uns entwickelte DIEAPA-Lappen bietet eine Möglichkeit der permanenten Restitution von Volumendefekten in ausgewählten rekonstruktiven Fällen, ohne auffällige Narben oder Hebedefekte zu hinterlassen.

7. Abkürzungsverzeichnis

ALT-Lappen	anterolateraler Oberschenkellappen
BMI	body mass index
Ch	Charrèire (1 Ch enspricht 0,33mm Durchmesser)
DIEA	deep inferior epigastric artery
DIEAPA	deep inferior epigastric artery perforator adipofascial flap
LKGS	Lippen-Kiefer-Gaumen-Segelspalte
M.	Monate
MAP	mittlerer arterieller Druck
MRT	Magnetresonanztomographie
i. v.	intravenös
pCO2	Kohlendioxidpartialdruck
pO2	Sauerstoffpartialdruck
$PtiO_2$	Gewebssauerstoffpartialdruck
TLA	Tumeszenzlokalanästhesie

8. Konservierungsprotokoll

Die Konservierung der 5 Leichen, die für die anatomische Studie verwendet wurden, erfolgte durch eine Überdruckinfusion über die A. femoralis der linken oder rechten Seite. Infundiert wurde eine Lösung aus 9 Liter Aqua Dest, 22 Liter Ethanol 96 %, 3 Liter Glycerin, 2 Liter Formaldehyd 35 % und 150 ml Thymol. Zur weiteren Konservierung lagerten die Leichen über ca. 12 Monate in der „Thalheimer Wand" mit kontinuierlicher Vernebelung von 3,5 bis 4%iger Formalin-Lösung.

Literaturübersicht

[1] Allen RJ, Treece P: Deep inferior epigastric perforator flap for breast reconstruction. Annals Plastic Surg 32(1):32-38, 1994

[2] Allen RJ: DIEP versus TRAM for breast reconstruction. Plast Reconstr Surg 111(7): 2478, 2003

[3] Arnez ZM, Khan U, Pogorelec D, Planinsek F: Rational selection of flaps from the abdomen in breast reconstruction to reduce donor site morbidity. Br J Plast Surg 52(5):351-354, 1999

[4] Bozola AR: Abdominoplasty. Same Classification and a New Treatment Concept 20 Years Later. Aesth Plastic Surg 34(2):181-192, 2009

[5] Brink RR, Beck JB, Anderson CM, Lewis AC: Abdominoplasty with direct resection of deep fat. Plast Reconstr Surg 123(5):1597-1603, 2009

[6] Chen CM, Halvorson EG, Disa JJ, McCarthy C, Hu QY, Pusic AL, Cordeiro PG, Mehrara BJ: Immediate postoperative complications in DIEP versus free/muscle-sparing TRAM flaps. Plast Reconstr Surg 120(6):1477-82, 2007

[7] Chen J, Shen W, Cui J, Wang S: Mucosa Z-plasty for correction of transverse facial cleft. J Craniofac Surg 20(3):903-4, 2009

[8] Coleman WP 3rd, Klein JA: Use of the tumescent technique for scalp surgery, dermabrasion, and soft tissue reconstruction. J Dermatol Surg Oncol 18(2):130-5, 1992

[9] Core GB, Mizgala CL, Bowen JC, Vasconez LO: Endoscopic abdominoplasty with repair of diastasis recti and abdominal wall hernia. Clin Plast Surg 22(4):707-22, 1995

[10] Eaves FF, Nahai F, Bostwick J: Endoscopic abdominoplasty and endoscopically assisted miniabdominoplasty. Clin Plast Surg 23(4):599-616,1996

[11] Enajat M, Rozen WM, Whitaker IS, Smit JM, Acosta R: A single center comparison of one versus two venous anastomoses in 564 consecutive DIEP flaps: Investigating the effect on venous congestion and flap survival. Microsurgery 10:185-191, 2010

[12] Fried SE, Kral JG: Adipose tissue morphology, metabolism, and growth. In: Teimourian B: Suction Lipectomy and body sulpturing. Mosby, St. Louis, Washington, Toronto:15-32, 1987

[13] Garvey PB, Buchel EW, Pockaj BA, Casey WJ, Gray RJ, Hernández JL, Samson TD: DIEP and pedicled TRAM flaps: a comparison of outcomes. Plast Reconstr Surg 117(6):1711-9; discussion 1720-1, 2006

[14] Guijarro-Martínez R, Alba LM, Mateo MM, Torres MP, Pascual Gil JV: Autologous fat transfer to the cranio-maxillofacial region: updates and controversies. J Craniomaxillofac Surg 10.1016/j.jcms.2010.07.004 in press

[15] Habbema L: Safety of liposuction using exclusively tumescent local anesthesia in 3,240 consecutive cases. Dermatol Surg 35(11):1728-35, 2009

[16] Iglesias M, Bravo L, Chavez-Muñoz C, Barajas-Olivas A: Endoscopic abdominoplasty: an alternative approach. Ann Plastic Surg 57(5):489-94, 2006

[17] Meixensberger J, Dings J, Jäger A, Baunach S, Roosen K: Die Gewebssauerstoffmessung im Gehirn - Was ist bewiesen? Intensivmed 35:72-9, 1998

[18] Jin X, Teng L, Xu J, Lu J, Zhang C, Zhang B, Zhao Z: Anterolateral thigh adipofascial flap for the restoration of facial contour deformities. Microsurgery 30(5):368-75, 2010

[19] Kajikawa A, Ueda K, Katsuragi Y, Hirose T, Asai E: Surgical repair of transverse facial cleft: oblique vermilion-mucosa incision. J Plast Reconstr Aesthet Surg 63(8):1269-74, 2010

[20] Keck M, Janke J, Ueberreiter K: The influence of different local anaesthetics on the viability of preadipocytes. Handchir Mikrochir Plast Chir 39(3):215-9, 2007

[21] Kirbschus A, Gesch D, Kaduk W, Gedrange T: The influence of craniofacial growth in a case of transverse facial cleft. J Orofac Orthop 67(3):215-24, 2006

[22] Horch H: Kraniofaziale Fehlbildungen - Teil II: Lippen-Kiefer-Gaumenspalten. In: Mund-Kiefer-Gesichtschirurgie, Hrsg. Hans Henning Horch, 4. Auflage, Urban & Fischer, München/Jena:442-530, 2007

[23] Lauter S, Terhedebrügge A: Über Fettansatz und Fettverteilung beim normal gewichtigen Menschen. Deutsch Arch Klein Med 181:181-92, 1937

[24] McCain LA, Jones G: Application of endoscopic techniques in aesthetic plastic surgery. Plast Surg Nurs 15(3):149-57, 1995

[25] Meixensberger J: Technische Überwachung: Messung des Gewebe- und Liquor- pO_2. In: Neurochirurgische Intensivmedizin, Hrsg. Pick J, W. Zuckschwerdt Verlag München:57-63, 1995

[26] Momeni A, Heier M, Bannasch H, Stark BG: Complications in abdominoplasty: a risk factor analysis. J Plast Reconstr Aesthet Surg 62(10):1250-4, 2009

[27] Murakami M, Hyakusoku H, Akimoto M, Mita S, Sasaki S: Use of deep inferior epigastric artery flaps for reconstruction of the female genitalia. Scand J Plast Reconstr Surg Hand Surg 38(4):215-9, 2004

[28] Nakajima T, Tamada I, Miyamoto J, Nagasao T, Hikosaka M: Straight line repair of unilateral cleft lip: new operative method based on 25 years experience. J Plast Reconstr Aesthet Surg 61(8):870-8, 2008

[29] Nathani NK, Bariar LM, Ahmad I, Khan MA: An isolated bilateral pure macrostomia in a 2-year-old girl. J Craniofac Surg 19(5):1409-10, 2008

[30] Peeters WJ, Nanhekhan L, Ongeval CV, Fabré G, Vandevoort M: Fat necrosis in deep inferior epigastric perforator flaps: an ultrasound-based review of 202 cases. Plast Reconstr Surg 124(6):1754-8, 2009

[31] Pereira LH, Sterodimas A: Composite body contouring. Aesthetic plastic surgery 33(4):616-24, 2009

[32] Rogers GF, Mulliken JB: Repair of transverse facial cleft in hemifacial microsomia: long-term anthropometric evaluation of commissural symmetry. Plast Reconstr Surg 120(3):728-37, 2007

[33] Rozen WM, Ashton MW, Le Roux CM, Pan WR, Corlett RJ: The perforator angiosome: a new concept in the design of deep inferior epigastric artery perforator flaps for breast reconstruction. Microsurgery 30(1):1-7, 2010

[34] Rubino C, Ramakrishnan V, Figus A, Bulla A, Coscia V, Cavazzuti MA: Flap size/flow rate relationship in perforator flaps and its importance in DIEAP flap drainage. J Plast Reconstr Aesth Surg 62(12):1666-70, 2009

[35] Saldanha OR , Federico R, Daher PF, Malheiros AA, Carneiro PRG, Azevedo SFD, Saldanha ORF, Saldanha CB: Lipoabdominoplasty. Plast Reconstr Surg 124(3): 934-42, 2009

[36] Scarpa A: Sull´ernie mémaoire anatomico-chirurgiche. Milano: dalla Reale stamperia (1809) zitiert nach: I M Rutkow: The History of Hernia (Antoni Scarpa 1752-1832) Hernia. Axel Springer Verlag 2(2):95-97, 1998 DOI: 10.1007/ BF01207493

[37] Schaverien MV, Perks AGB, McCulley SJ: Comparison of outcomes and donor-site morbidity in unilateral free TRAM versus DIEP flap breast reconstruction. J Plast Reconstr Aesthet Surg 60(11):1219-24, 2007

[38] Teng L, Jin X, Wu G, Zhang Z, Ji Y, Xu J, Lu J, Zhang B, Zhou G: Correction of hemifacial atrophy using free anterolateral thigh adipofascial flap. J Plast Reconstr Aesthet Surg 63(7):1110-6, 2010

[39] Uebel CO: Lipoabdominoplasty: revisiting the superior pull-down abdominal flap and new approaches. Aesthetic plastic surgery 33(3):366-76, 2009

[40] Vega SJ, Bossert RP, Serletti JM: Improving outcomes in bilateral breast reconstruction using autogenous tissue. Annals of plastic surgery 56(5):487-90; discussion 490-1, 2006

[41] Vyas RM, Dickinson BP, Fastekjian JH, Watson JP, Dalio AL, Crisera CA: Risk factors for abdominal donor-site morbidity in free flap breast reconstruction. Plast Reconstr Surg 121(5):1519-26, 2008

[42] Wavreille G, Bricout J, Mouliade S, Lemoine S, Prodhomme G, Khanchandani P, Chantelot C, Fontaine C: Anatomical bases of the free posterior brachial fascial flap. Surg Radiol Anat 32(4):393-9, 2010

[43] Wolff KD, Kesting M, Löffelbein D, Hölzle F: Perforator-based anterolateral thigh adipofascial or dermal fat flaps for facial contour augmentation. J Reconstr Microsurg 23(8):497-503, 2007

[44] Zukowski ML, Ash K, Spencer D, Malanoski M, Moore G: Endoscopic intracorporal abdominoplasty: a review of 85 cases. Plast Reconstr Surg 102(2):516-27, 1998

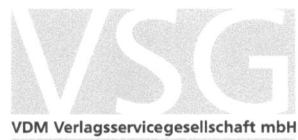

Die VDM Verlagsservicegesellschaft sucht für wissenschaftliche Verlage abgeschlossene und herausragende

Dissertationen, Habilitationen, Diplomarbeiten, Master Theses, Magisterarbeiten usw.

für die kostenlose Publikation als Fachbuch.

Sie verfügen über eine Arbeit, die hohen inhaltlichen und formalen Ansprüchen genügt, und haben Interesse an einer honorarvergüteten Publikation?

Dann senden Sie bitte erste Informationen über sich und Ihre Arbeit per Email an *info@vdm-vsg.de*.

Sie erhalten kurzfristig unser Feedback!

VDM Verlagsservicegesellschaft mbH
Dudweiler Landstr. 99   Telefon +49 681 3720 174
D - 66123 Saarbrücken   Fax   +49 681 3720 1749
www.vdm-vsg.de

Die VDM Verlagsservicegesellschaft mbH vertritt

   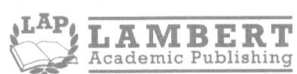   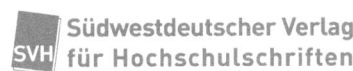

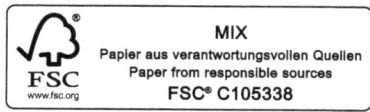

Printed by Books on Demand GmbH, Norderstedt / Germany